精神科医・香山リカが教える！

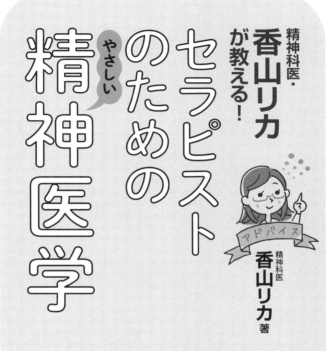

セラピストのための やさしい 精神医学

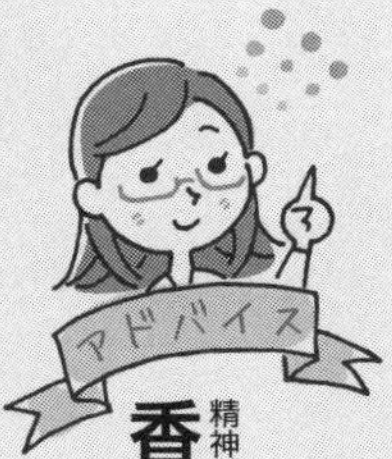

精神科医
香山リカ 著

BAB JAPAN

はじめに

今、ストレスを抱えていたりメンタルが疲れていたりする人たちが増えています。その人たちの心を癒すのが、カウンセラーであり、セラピストであり、施術師であり、私のような精神科医や心療内科医のようなドクターです。

「心を癒す仕事」とはいっても、この人たちの背景や受けてきた教育、持っている知識やスキルは本当にいろいろ。その〝違い〟は、受け手（これも職種によって、クライアント、相談者、ユーザー、お客様などさまざまです）にとっては、選択肢が増えるというメリットにつながります。

「頭が疲れて目の奥も何かモヤモヤする」というときはヘッドスパに、「気持ちが落ち込んでベッドから起き上がれず、会社にもずっと行けず食事も摂れない」というときは、やはり精神科を受診することをおすすめします。そして、「ゆっくりお話を聴いてもらいたい」という人は、心理カウンセリングがよいでしょう。

では、この「心を癒す仕事」のプロたちは、それぞれ連携し合っているのか。それが残念ながら、あまり進んでいないのです。「心理カウンセラーと精神科医」は協力しながら仕事をしていることもありますが、精神科医である私も、アロマテラピー、リフレクソロジー、整体や鍼灸などのセラピストとは、ほとんどつながりがありません。

それってとてももったいないな、と私はいつも思っています。本当は他のプロのセラピストと連携して、「これは私が得意な分野、でもここはそちらでお願いします」と一人のクライアントを総合的に癒せればよいのに…。

そんなことを考えながら書いたのが、この本です。セラピストの皆さんに「精神科医の仕事」を紹介し、私たちがやっている精神医療の基本を、わかりやすく解説してみました。癒しのプロの皆さん、どうぞお読みください。

香山リカ

目次

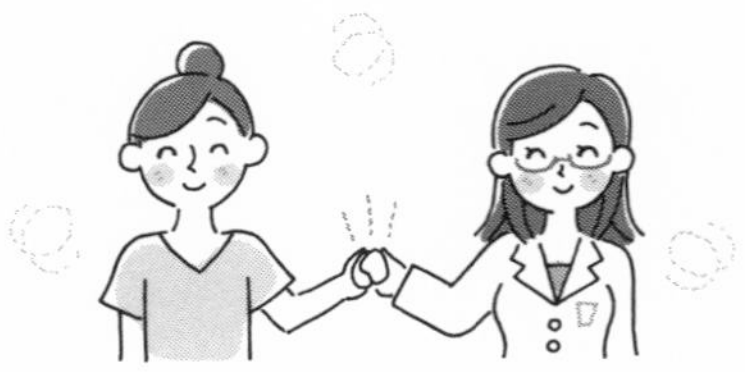

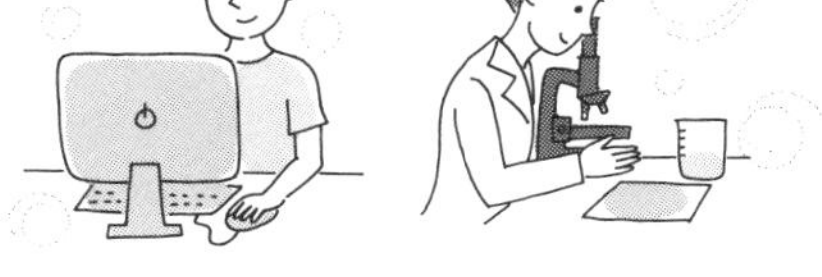

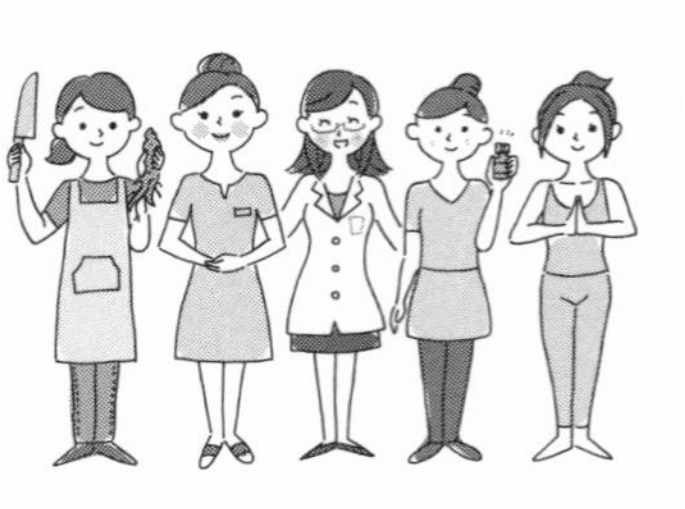

第1章

心ってどこにあると思いますか?

精神科医とセラピストは同業者!?

私は精神科医の仕事を始めて、もう30年以上が経ちました。自分ではまだまだ勉強中のつもりですが、まわりから見るとベテランなのだと思います。

本書を読んでくださっている方は、今、お仕事でセラピーをやっているかどうかは別として、「心の問題」や「心のケア」に関心があるはずです。そういうあなたは、「精神科医」という職業にどんなイメージを持っているでしょうか。

…「心のケア」をする仲間?

…すぐに大量のクスリを出そうとする、など問題が多い?

…私がやっているセラピーをどう思ってるかわからない?

私は、人の「心」を大切に思い、それが疲れたり傷ついたりしたときに、やさしくケアしてあげたいと考えているセラピストは、精神科医の〝同業者〟だと思っています。

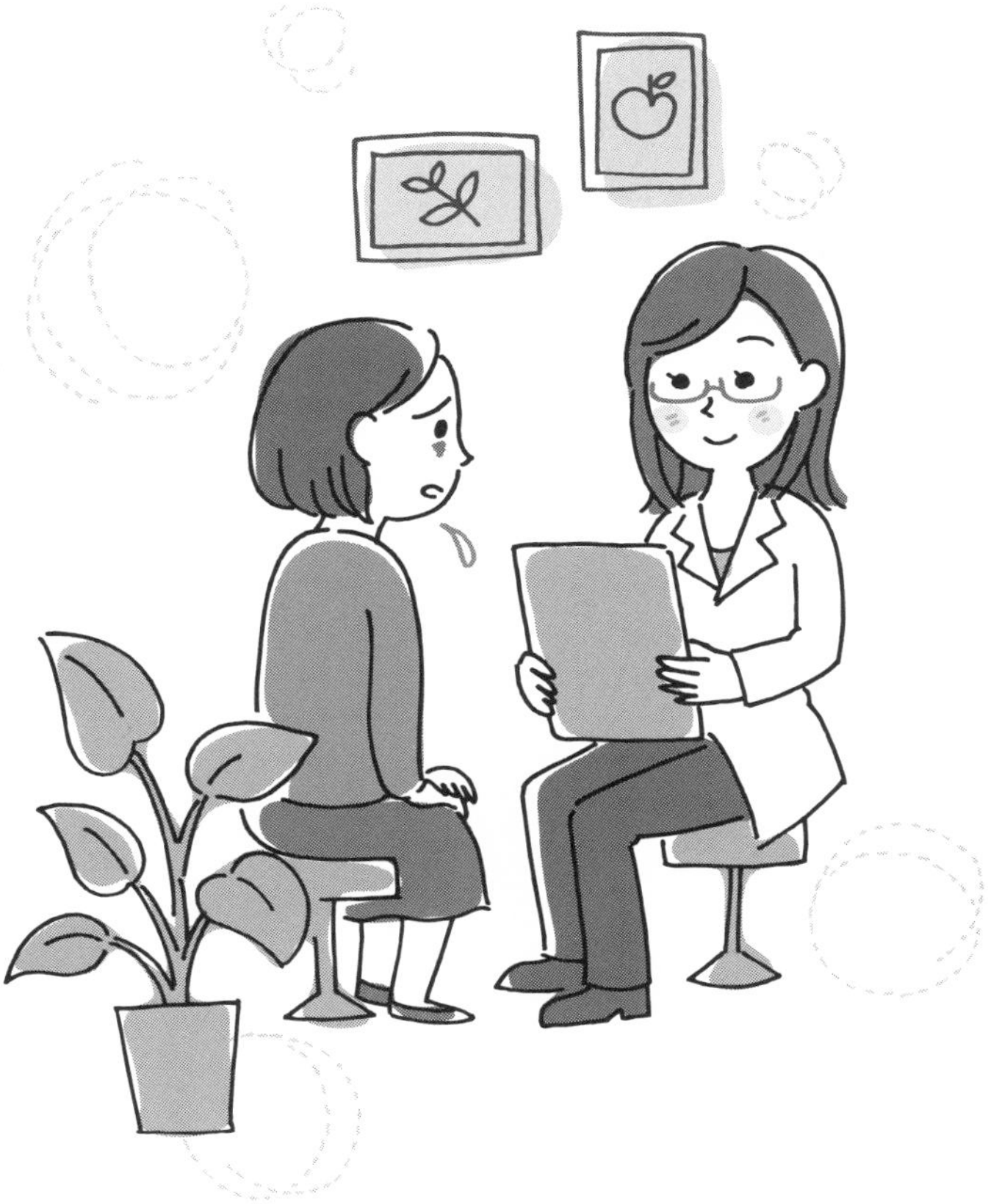

ただ、人の「心」はあまりにも複雑なうえ、さらにそこに「身体」がくっつくともっと複雑になります。それをどうとらえるか、ケアするかは、本当にいろいろな違いがあり、さまざまな方法があるなとも思います。

そして、精神科医として「セラピストの皆さんに、どうしても知ってほしい」、また、「精神科医とは、どういう仕事なのかをわかってほしい」ということもあります。もしよかったら、そんな私の「セラピストへのメッセージ」にひとときを耳を傾けてください。

"診断をつける"ことがセラピーと医療の大きな違い

まず、心ってどこにあると思いますか。胸の中でしょうか。脳の中でしょうか。それとも、私たちの身体の外のどこか、宇宙や過去が本当の「心のありか」なのでしょうか。

私たち精神科医は、心は「脳と身体が作り出す何か」だと考えることが多いです。心が身体と密接につながっているのは、ボディケアや鍼灸などを専門にしている人なら誰でもよく知っていることですね。

でも、心と身体がつながっているからこそ、ときにはこんなことも起きてしまいます。これは私が何年も前に経験した実例です。患者さんのプライバシー保護のため、個人情報にあたる部分を大きく変えてお話ししましょう。

あるとき、診察室に40代の女性がやってきました。

「最近、身体がだるくて気持ちもふさぎ込みがちなんです。家事をやる気にもなれず、洗濯物はたまるし、料理もできないから毎日お弁当を買っています。思いあたるストレスですか？ ありますよ。夫が浮気してるんです。夫は認めようとしませんが、実は夫が入浴してる間に、携帯をチェックして証拠もつかんでます。でも、携帯まで見ちゃったと夫に言えないし…」

目の下にくまができて、ため息まじりに話すその人は、本当に疲れているように見えました。その人の訴えは、「気持ちがふさぎ込んでいる」「何かをやる意欲が湧かない」、そして「身体がだるい」というものでした。

もしあなたがアロマセラピストなら、その人の話をもう少し詳しく聴いて、たとえば「では、あなたに合う精油をブレンドしてトリートメントをしましょう。自信が回復し、疲れた身体にエネルギーがたまる効果がある精油ですよ」と言うのでしょうか。良い香りが部屋に満ち、横になった彼女がそれを体験する間、癒しの音楽をかけるかもしれませんね。

一方、私たちのような精神科医はどうするか。私たちはそういったケアやセラピーに入る前に、大きなハードルを飛び越えなければなりません。

それは、「診断」です。

私は、セラピストと精神科医の一番大きな違いは、この「診断」があるかないかではないか、と思っています。この「診断」、つまり何かの病名がつけられることで、私たちは相談に来る人を〝患者さん〟と呼ぶことになります。

おそらくセラピーに来る人は〝患者さん〟とは呼ばれず、〝お客さま〟や〝クライアント〟あるいはその人の個人名で〝カヤマさま〟などと呼ばれるのではないでしょうか。これも医療とセラピーの大きな違いですね。

おそらくセラピストや一般の方々からは、診断を行うことで「精神科医は、診察に来た人は誰でも病気扱いする」と〝病気製造機〟のように見えてしまうのだと思います。「医者は目の前の人間を見ない。その人がかかっている病気を見ているだけだ」という医療への批判もあります。

確かに何らかの診断がつけられてしまうと、私たちはその人を「うつ病の患者さん」と病気の名前で覚えてしまうことになる。そのことで大切な何かを見落とすことがあるのも事実です。その点では、あくまでやって来た人を一人の名前がある人間として見ようとするセラピストに、私たち精神科医はとてもかないません。

ただ、あのとき診察室に来た「夫の浮気に悩む女性」はちょっと例外でした。もちろん、私はその人の話を聴きながら、「この人の診断名は何かな?」と頭の中で一生懸命、診断をつけようとしていました。長年、精神科医をやっていると頭の中には〝診断プログラム〟がセットされてしまう場合が多く、「さて診断をつけよう」と思わなくても自動的に「えーと、症状はこれとこれとこれ、そうなるとあの診断のガイドラインにはあてはまらないが、こっちにはピッタリだな」などと診断が決まっていくのです。

その女性の場合は、やはりうつ病と考えられました。そう診断をつけるためには、実は今述べたような「診断ガイドライン」に合っているということが必要です。私たちは直感や経験だけから「はい、あなたはうつ病」「あなたはパニック障害」と診断をつけているわけではなく、世界の精神科医が共通で使うガイドラインにあてはまるかどうかをチェックして診断します。

その「世界共通のガイドライン」については、別の機会にもう少しきちんと説明したいと思います。

精神科医はセラピストと違って…

1. **診断をつける**
2. **“お客さま”ではなく“患者さん”**
3. **クスリを処方する**

うつ病そのものは、実はストレスがなくても起きることはあるのですが、この人の場合は「夫の浮気」という明らかなストレスが原因となっています。ただ、40代なので更年期の入り口ということも、うつ病の原因の一つになっている可能性がありました。

いずれにしても「家事もほとんどできない」というのは軽症ではないので、抗うつ薬を飲んでもらったほうがいいでしょう。

ここで「抗うつ薬」というクスリが出てきました。この「クスリを処方する」というのも精神科医とセラピストとの大きな違いですね。このクスリの問題に関しては、とても大切なことなので、これもまた改めてゆっくりお話をしたいと思います。

気持ちがふさぎ込んでいる人をうつ病と診断したものの…

いずれにしても、彼女は「うつ病」であり、抗うつ薬を出したほうがよい、というのが私の結論でした。ただ、ここで「ではまた来週」と言ってしまうわけにはいきません。先ほど述べたように心と身体は密接な関係があります。

この人の場合は「9割9分、ストレスが原因のうつ病だろう」と思ったのですが、初めて診察室にやって来た人には必ず受けてもらっている血液検査もしました。チェック項目は、貧血や肝臓や腎臓など内臓の機能、どこかに炎症がないかがわかる酵素などです。

翌週、予約した時間に彼女がやって来ました。顔色は先週よりすぐれないように見えます。「抗うつ剤がまだ効いていないのかな（注：抗うつ剤の多くは1週間ほど継続して飲んで初めて効果が出てくる）」などと思いながら、検査結果をチェックした私は、思わず「あっ」と声をあげてしまいました。

膵臓の異常を示す「アミラーゼ」という検査の値が、とても高くなっていたのです。

このアミラーゼが高い場合、考えられるのは急性膵炎、慢性膵炎、そしておそろしいのが膵臓がん。

彼女に「おなかが痛むことはないですか」「下痢が続くようなことは」「背中を叩いてみます。ひびいたら言ってください」などと腹部の症状についての問診をしたり触診をしたりすると、やはり膵臓に何か問題がありそうということがわかってきました。

「この人の体調不良は、もしかすると膵臓の病気が原因かもしれない」

私は蒼ざめました。もし膵臓がんなどがある場合、治療が遅れると命にもかかわります。すぐに近くの大病院の消化器内科を紹介し、受診してもらうことにしました。

結論をお話しすると、彼女は「自己免疫性慢性膵炎」という大変珍しい病気で、膵臓の機能がかなり障害されていることがわかりました。そして運よく内科の治療で膵臓もかなり回復したとのこと。紹介した内科医からのお返事には、「検査値の改善とともに、だるさや意欲の低下も消失したようです」と書かれていました。

…あぶなかった。慢性膵炎を見逃して、うつ病だと思い込んで治療していたらどうなったか…。

精神科の診察室ではこんなヒヤヒヤもあるのです。もちろんこれはごくまれなケースですが、だからといって油断はできません。では、セラピストのところに、こういう人たちは来ないのでしょうか。そんなことはないと思います。これは私の印象なのですが、「重い身体の病気」を抱えている人は、それにうすうす気づいていながら「私が病気になんてなるわけがない」と自分で否定しようとしていることがあります。だから、「きっとストレスから来るうつ状態だろう」と精神科医のところに来るわけですし、それ以上に「ハンドマッサージで癒されたら、身体のだるさやしんどさも消えると思う」とセラピーサロンに向かうこともあるのではないでしょうか。

もちろん、セラピストは医療従事者ではないので、もしその人が内臓の慢性疾患やがんなどに侵されていることに気づかずにセラピーを求めてやって来たとしても、それはご本人の「自己責任」です。

私たち医師なら「どうして見逃したのか」と責められたり、ときには訴えられたりすることもあるかもしれませんが、医療ではないセラピーではそれはないでしょう。

身体の不調を抱えている人とどう向き合ったらよいか

とはいえ、良心的なセラピストなら「もし、身体の病気があるとしたら、きちんと医療機関で診察を受けてほしい。気づいてあげたい」と思うのではないでしょうか。

まず大切なのは、その姿勢です。つまり、「お客さまのあらゆる不調や問題は私が癒す！」などと気負い込みすぎず、「身体の病気がありそうなら内科や外科に行ってみては」とうまく〝役割分担〟すること。

もちろん、私も腰が痛くて憂うつという人が来れば「まず整形外科に行ってみたらいかがですか」、「咳込んで眠れない」という人が来れば「その不眠は咳が理由だから、呼吸器内科でまず診てもらっては」とおすすめします。

「何だ、先生が診てくれないのですか。先生だって医者でしょう？」と言われるとちょっと傷つきますが、最近はにっこり笑って「医者といっても専門がいろいろあるので、私がヘタに咳止めのクスリを出して効かなかったら大変でしょう？」と言います。でも、そこで完全に「じゃサヨウナラ」と手を放すのではなく、「よかったら受診の結果を一度、知らせに来ていただけますか」と伝えます。

整形外科や内科など身体を専門に診る医師は、ともすれば「病気や臓器を診て、人を診ない」となりがち。そういう場合は精神科医である私が「その人全体を診る役」を引き受けて、「整形外科でＭＲＩを撮ったら、腰椎ヘルニアがあるとわかって手術をすすめられたのですが、すごく怖くなっちゃって」といったお話をお聞きします。ただ、整形外科医でも「その人全体を診る」という姿勢で患者さんの話をよく聞き、不安などを取り除くのが得意な人もいます。その場合は、その人はもう私のところに来る必要はなくなり、予約をキャンセルするでしょう。でも、その人が満足し、問題が解決に向かうならそれでいいではありませんか。

私は、セラピストも同じなのではないかと思うのです。

「私がすべてを癒せるわけではない」と自分の限界を知り、医療などにも一部を〝役割分担〟してもらうこともある、という気持ちでセラピーにのぞめば、「あれ？　この人はただのストレスだけじゃなく、身体がかなり弱っているのではないかしら」と気づくはず。

そのときは率直に、「私も人間ドックは受けてるんですよ」「健康診断がわりに内科にも行ってみてはどうですか」などと話してみてよいはず。そして、こうつけ加える。

「もちろん、こちらにもまたいらしてくださいね」

医療や医者、そしてセラピーやセラピス

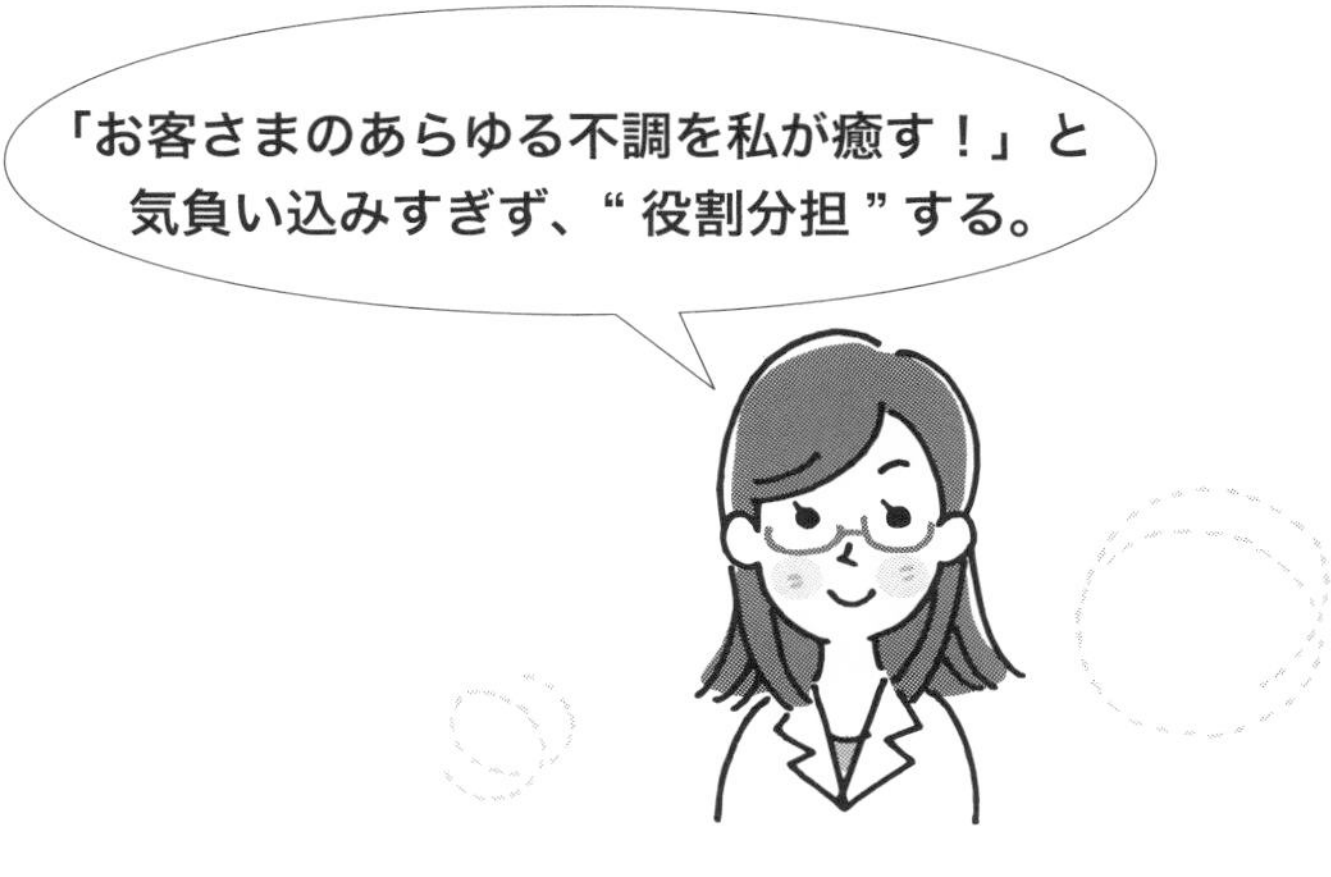
「お客さまのあらゆる不調を私が癒す！」と
気負い込みすぎず、“ 役割分担 ” する。

ト。両者はナワバリ争いをする敵どうしではなく、協力しながら人を幸せに導く仲間どうしなのです。

では、医療の中でも私が携わっている精神医療の得意ワザは何で、苦手な分野はどのあたりか。そういったお話を次章以降、少しずつしていくことにしましょう。

第1章のまとめ

- 自分の限界を知り、セラピーと医療の役割分担を意識する。
- 身体の不調を抱えていそうなクライアントには、医師の診察をすすめてみる。
- 医師とセラピストは、協力しながら人を幸せに導く仲間。

第2章

人生いろいろ、うつ病もいろいろ

メンタルクリニックで扱う主な病気は9種類

セラピストと私たち精神科医の一番の違い。それは何といっても、精神科医は診察室で初めて会った〝患者さん〟に、「診断をつける」ということだと前章でお話ししました（私たちの通例でこれからは「患者さん」と呼ぶことにします。この呼び方にもいろいろな問題が含まれているのですが、とりあえず本書では「精神科医が手当をする人は〝患者さん〟」ということにします）。検査をするとかクスリを出すとか、他にもいろいろな違いはあるのですが、それもすべては診断をつけようとしてのこと、あるいは診断がついてからのことです。

この「診断をつける」をもう少しわかりやすく言えば、「病名をつける」になります。その病名には、これからお話しするように、「うつ病」「統合失調症」などいろいろありますが、いずれにしても病名を決めないことには、医師はその後の治療方針を立て

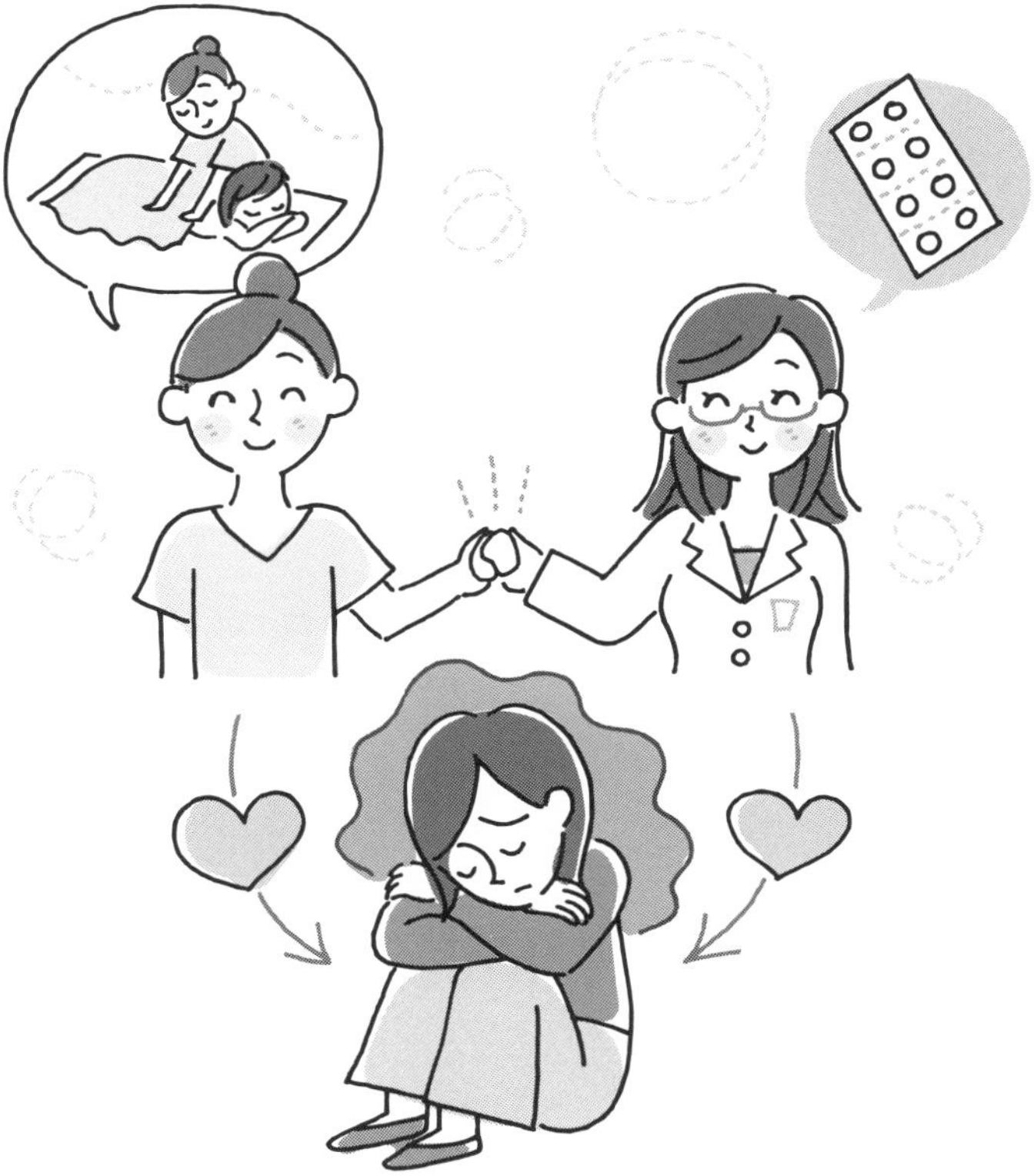

ることができません。

逆に言えば、初診のとき、あるいは最初の2、3回の診察では、医師のほとんどのエネルギーは「正しい診断をつける」ことに費やされているのです。それさえはっきりわかれば、その後の治療はだいたい同じです。

とはいえ、精神科の場合は同じ「うつ病」という診断でも、患者さんによって治療の方針がかなり違うこともあります。その人がフルタイムの仕事をしているのか、それとも比較的、自由のきく立場なのか、子育て中なのか。もちろんそれで診断そのものが変わることはありませんが、どんな治療を選択するかがかなり変わってきます。

さて、それではまず私たちがつける病名、つまり診断の話をしましょう。

ただ、ここで繰り返しておくと、前に話したように「心の病気だと思います」と受診する患者さんの中に、実は身体の病気によって心にも不調が出ていた、という人が一定数いることは忘れないようにしています。「息苦しくて…これって過呼吸症候群じゃないでしょうか」と受診した人の胸のレントゲンを撮ってみたら、立派な肺炎があってビックリ、ということもまれにあるのです。

少しでも「あれ、これってホントに心の病気かな」と疑ったときは、あとから恥をかくことになってもよいので「内科に先に行ってもらえますか」と先に身体を診る医師を紹介する。最近、ますますその必要性を感じています。心の病気ならゆっくり治療すればいいのですが、身体の病気の場合、治療が遅れると命にかかわることもありますから。

これはどんなセラピーや癒しにかかわってる人にも、言っておきたいことです。どんなアロマテラピーの名人もヨガの達人も盲腸は治せないのです（そのかわり、盲腸を手術する外科医にできないことが、セラピストにはできると思います）。

では、「身体の病気ではなさそう」となった場合、どんな病名がつくのか。

病名と併せて私の外来でその病気の人がどれくらいの割合を占めるかは、だいたい28ページの図のとおりです。一般的に精神科で登場する病名は、図中の九つでほぼ網羅できます(他にもいろいろあるのですが、私がいるような一般的なメンタルクリニックの場合、これらでほぼ98％がカバーできるでしょう)。

これを見てもらえばわかるように、圧倒的に多いのがうつ病です。2位の「適応障

精神科医で扱う主な病気とその割合（著者調べ）

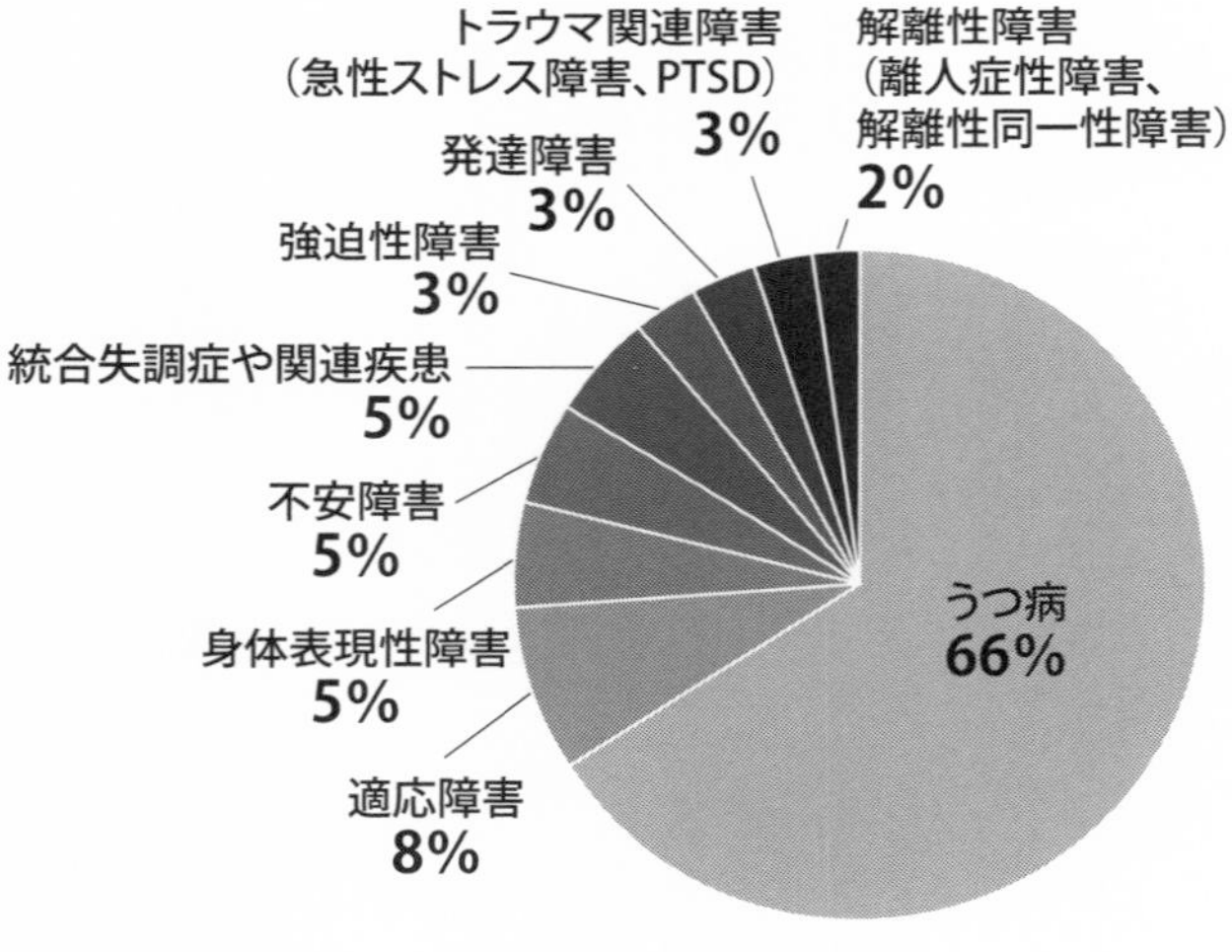

害」には、うつ病にほとんど近いものもありますから、それも合わせると「何だか気分が落ち込んでいて…」とうつの症状を訴える人が8割近くということになります。

うつ病は心の病気？ それとも、脳の病気？

本章のテーマとなる〝うつ病〟は、実はとてもわかりにくい病気です。何がわかりにくいかというと、「脳の病気」なのか「心の病気」なのかが、はっきりしない。というより、かなり「脳の病気」に近いうつ病もあれば、逆に「心の病気」としか言いようがないうつ病もある。

でも、それらは完全に分けられるものではなく、多くのケースでは、「脳」と「心」の要素が患者さんによって異なる割合でブレンドされているのだと思います。ここでは二人の患者さんの例を挙げてみましょう。これも特定の人の話ではありません。

ケース❶

35歳のハルコさんは、4歳と2歳のお子さんを持つ、子育て真っ最中のママです。夫は仕事が忙しく、毎日深夜に帰ってきて、週末も出勤か、さもなくば疲れきって1日中寝ています。「家族のために働いてくれているのだから」とハルコさんは自分に言い聞かせてがんばっていますが、まさに今話題の〝ワン・オペ育児〟。身も心も疲れ切っています。

そのうえ、ハルコさんは最近、ママ友とのつき合いでも悩んでいます。仲良くしているママ友グループにイベント好きの人がいて、しょっちゅう子どもの誕生会、お花見、ピクニックなどを企画し、「じゃ、スイーツ担当はハルコさんで」などと勝手に役割を押しつけてくるのです。

深夜0時近くに帰宅する夫に夕食を出し、その片づけが終わってから、翌日のママ友グループのためにお菓子づくり。

そんなことをしているうちに、涙がポロポロ出てきて止まらなくなりました。涙はその日だけではなく、毎日毎日出てきます。そのうち夜も眠れなくなってきて、浅い眠りの中で悪夢を見てはガバッと起きるようになりました。

「どうして私だけがこんな目に…。もう消えていなくなりたい」

次の日、実家に電話をして泣きじゃくるハルコさんに驚いて駆けつけた母親と一緒に、ハルコさんはメンタルクリニックを受診したのです。

ケース❷

ナツミさんはバリバリ仕事をこなす、29歳の会社員。シングルで今は恋人もいませんが、仕事も楽しく、趣味のヨガにハマっているので、「結婚はまだいいかな」と思っています。

そんなナツミさんですが、最近会社で小さなミスが目立つようになってきました。上司は「どうしたの？　キミらしくないね」と心配してくれるのですが、思いあたる原因もありません。会議で突然、意見を求められて、「えーと、何というか…」と言葉に詰まることも多くなりました。

身体もだるく、食欲も減退。あんなに好きだったヨガも、面倒くさくて休む日が続きます

同僚から「どこか悪いんじゃないの?」と言われ、すすめられて大学病院の「総合診療科」という身体全体を診てくれる科を受診しました。血液検査やレントゲン、心電図などひと通りの検査が終わり、最近の様子などをあれこれ問診されたあと、医者はこう言いました。

「身体はどこも悪くないですね。甲状腺ホルモンの低下症や膠原病《こうげんびょう》で、こういった症状が出ることもあるのでそれも調べてみましたが、結果は異常なしでした。となると、一番可能性があるのは、うつ病だと思います。これからこの病院内のメンタル科を受診してください」

どうですか。どちらも診察室では「うつ病」と診断されました。気持ちの落ち込み、関心や意欲や集中力の低下、不眠や食欲低下などさまざまな身体症状が認められたからです。

でも、ハルコさんのうつ病とナツミさんのうつ病はかなり違いますよね。

どちらが「心の病」としてのうつ病でしょう？　言うまでもなくハルコさんです。子育てのストレス、ママ友のストレスなどが心に重くのしかかり、ついにうつ病になってしまったわけです。

一方でナツミさんは、これといってストレスもないのにうつ病になってしまいました。「え、ストレスがないのにうつ病になるの!?」と驚く人もいるかもしれませんが、実はうつ病の約20％がそういうケースなのです。もちろん、どんな人の生活にも何らかのストレスはあるものなので「まったくストレスと関係のないうつ病」はありえません。とはいえ、少なくとも本人は自覚していないのに、気づいたらうつ病になっている。これは、身体の病気に近いうつ病、つまり「脳の病気」としてのうつ病と言えます。

うつ病のカラクリと抗うつ薬の役割

どちらも結果としては「うつ病」が起きていると言えるので、脳の中に何らかの変化が起きていると考えられます。

現在の精神医学では、うつ病の場合、脳の中にはり巡らされた神経と神経の間の橋渡しをする神経伝達物質のうち、セロトニンと呼ばれるものに何らかの障害が起きた結果、セロトニン不足が生じる、ということがわかっています。

このセロトニンの異常と不足は、興味深いことにストレスの積み重ねによっても起きるし、ストレスがそれほどなくても自然な故障として起きることがあるのです。ナツミさんの場合は明らかに後者ですね。

そして、いったんセロトニンの異常が起きると、これは「気の持ちよう」だけではすぐには回復しません。いくらストレスが原因でうつ病になったハルコさんでも、「まあ、あまり気にしないで」となぐさめの声をかけたからといって、すぐに涙が止まり、元気いっぱいになることはムリなのです。

そこで、ハルコさんにもナツミさんにも、精神科医は「治療」をします。うつ病の場合、代表的な治療方法は「抗うつ薬」とよばれる薬の処方です。

「わかった！　セロトニンが不足しているということは、セロトニンを薬で補充するのね」と思う人もいるでしょう。そうできたら一番いいのですが、残念ながらそれはできません。セロトニンをクスリにして口から飲んでも、体内で分解されてしまい、結果的に脳のセロトニンを増やすことはで

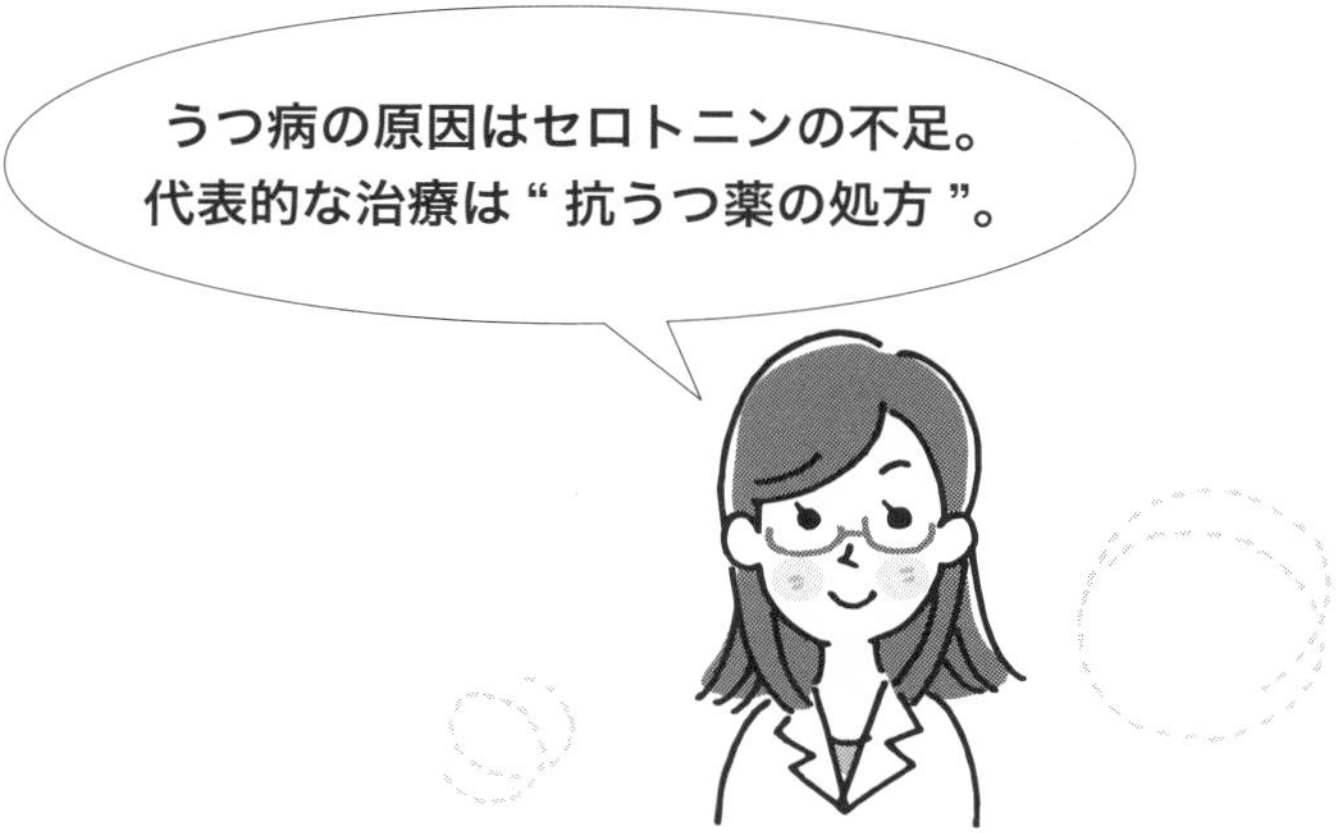
うつ病の原因はセロトニンの不足。
代表的な治療は“抗うつ薬の処方”。

きないのです。

また、セロトニンそのものには、体内に過剰に入ると血圧を上げたり吐き気につながったりする弊害もあるので、それ自体をクスリにすることはできません。

では、精神科で処方する「抗うつ薬」とはどういうものなのでしょう。

それは、今脳に残っているセロトニンのリサイクルを促す、という作用を持ったクスリです。そのままだと代謝されて消えてしまうセロトニンを、何度も使われるようにするクスリなら、口から飲んでも分解されず、すんなり脳に到達できるからです。

でも、ここでさらなる疑問が湧く人もいるでしょう。「えー、だとしたら、〝うつ病を治す〟というのは、その脳のセロトニンをリサイクルさせて効率的に使う、ってことなの？」

いいえ、それでは本当の意味での回復にはなりません。回復のためには、実際にセロトニンが不足することなく、スムーズに神経と神経の間の橋渡しが行えるようにならなければいけません。

うつ病の根本的な治療法は自然治癒!?

では、どうすればその「本当の意味での回復」が起きるか。それは現時点では、休養により脳が自然に回復するのを待つのが一番、と言うしかありません。そう、うつ病の根本的な回復とは、「自然回復」なのです。

だから、精神科医はうつ病の人に「しばらく仕事を休めませんか」と言って、〝自宅療養が必要〟という診断書を書くことが多いのです。家事や育児で多忙な人には、家族によるヘルプ、行政によるヘルプなどをおすすめします。

そして、ここでセラピストの皆さんの出番となります。

たとえば、アロマテラピーのサロンに行って、セラピストのやさしい笑顔に迎えられ、お茶をいただき、自分に合ったアロマトリートメントをしてもらう。その間、脳も身体もゆっくりくつろぎ、自然回復が促進されることが期待されます。これはその他のボディワークや岩盤浴なども同じです。

ただ、ここで一つ気をつけなければならないのは、本来の意味での脳の回復、自然回復には時間がかかるということです。これは私の考えですが、「うつ病を1日で治します」「1回の施術でうつ病がスッキリ回復」などということはありえません。

また、これは私も気をつけていることなのですが、治療や施術が新たなストレスになるのは避けなければなりません。最近、精神医療の世界でも「行動療法」といって、生活記録などをつけてもらい、規則正しい生活や適度な運動を取り入れることで自然回復を促進させる治療法が流行っているのですが、それにしても、本人の負担やストレスになるのは百害あって一利なし。

いつだったか、うつ病の患者さんがヨガに通いたいと言うので、「いいんじゃないでしょうか」とお答えしたことがありました。でもその後、診察室に来るたびにその人の顔がげっそりとやつれていくのです。「どうしたのですか」ときくと、その人が通っているヨガの教室はかなりハードな内容で、「家でも毎日1時間はやるように」と課題が出されるのだそうです。

その人はまじめな人だったので、一生懸命こなしているうちに、「うまくできない」「もっとがんばらなきゃ」と自分を責めるようになったのです。リラックスや休息のためのセラピーが新たなストレスになってしまっては、まったく意味がありませんよね。

セラピストがうつ病の患者にできることとは？

さて、冒頭で紹介した二人の話に戻りますが、ハルコさんの場合は、「心の病」としてのうつ病、という側面が強いというのはわかってもらえたと思います。そういう場合は、医学的な治療、つまり「抗うつ薬と休息」だけでは、なかなか本当の意味での回復には至りません。やはり、心の問題やストレスの原因をきちんと解決しなくてはならないからです。

ここでもまた、カウンセラーやセラピストの出番ですね。一般的に、私がいるクリニックのように保険診療で患者さんの診療を行うメンタル科では、一人の患者さんにかけられる時間は数分から10分ほど。その中で、「調子はいかがですか」「睡眠や食欲は？」と確かめて、あとはクスリの調整などで終わってしまうことがほとんどです。とても「えーと、ママ友とのつき合い方ですが…」などと、ゆっくり話を聴いたりアドバイスしたりする時間はありません。

その点、特に一対一のセラピーでは、クライアントの話をじっくり聴く時間や雰囲気がある、というところも少なくないと思います。

「なるほど。毎週のようにママ友たちのイベントが。そこでのお菓子づくりはあなたの役目。それは大変でしょう」と、クライアントの話に耳を傾け、ときどき繰り返してあげて、「大変ですね」「よくやってますね」と受容する。

これが「傾聴」の基本ということは、すでに皆さんご存知かと思いますが、それだけでもかなりの問題が解決するのです。それは、本人が話していくことで問題を整理し、自分なりの答えを見つけていくからでしょう。

また、これも周知のことですが、ここでも大切なのは、あわてないこと、急がないことです。たとえば、「夫が全然、子育てを手伝ってくれないのです」といった話を聴くと、すぐに「その人とは別れたほうがいいと思います。あなたのまわりにはもう夫への愛情のオーラは見えません」などと、自分の能力を活かしてアドバイスをしてあげなきゃ、という人もいるかもしれませんが、その必要はありません。

まずは、クライアントに「こうしたい」とぼんやりとでもかまいませんので、自分で方向性を決めてもらい、それに対して、特殊な直感、霊感などを持っているセラピストは背中を押してあげる。もしくは、逆に「もうちょっと考えてみませんか」とペースダウンさせてあげたり。それで十分なのではないでしょうか。

実は今から15年くらい前までは、セラピストの中には「うつ病のクスリは危険です」などと精神科のクスリの弊害をアピールする人もいて、精神科医として私は「うーん、必要なクスリもあるんだけどな」と困ったことがありました。

しかし、最近はありがたいことに、ほとんどのセラピストの方が「必要な医療は精神科や心療内科できちんと受けましょう」と医療との二本立てでセラピーに通うよう、クライアントにすすめてくださいます。

人生いろいろ、うつ病もいろいろ。

私たち精神科医も、この人にはどんな治療がいいのかな、となるべくオーダーメイドの治療を心がけ、ワンパターンにならないようにしています。これからも協力し合って、現代病ともいえるこのうつ病と向き合っていきましょう!

第2章のまとめ

- **うつ病の根本的な回復とは、「自然回復」。回復にはそれなりに時間がかかる。**
- **セラピーが新たなストレス要因にならないよう注意する。**
- **うつ病のクライアントには、あわてず急がず、傾聴を。**

第3章

ありえないことを信じてしまう病

統合失調症とは心の病ではなく脳の病

　前章で挙げた精神科医で扱う主な病気、九つの中で「セラピストと最も相性が悪い病」は何でしょう。

　それは、統合失調症とその関連疾患であり、それが本章のテーマです。「その関連疾患」とは統合失調症ではないけれどそれと似た症状を持つもの、たとえば「妄想性障害」が挙げられます。

　ここで誤解がないように言っておきたいのですが、「相性が悪い」というのは「まったく意味がない」ということではありません。これは追々お話ししますが、精神科医はとにかく「診断をつけたい。診断をつけなければすべては始まらない」と思ってしまいます。それが、患者さんにとって良いことなのかというと、そうとばかりは言えないのです。

だから、たとえ統合失調症の患者さんであっても、セラピールームにやさしい笑顔で招き入れてもらい、マッサージやアロマなどの施術を受けることで気持ちが安らぎ、気分が良くなることはあると思います。

しかし、統合失調症や妄想性障害は、残念ながらそういった施術だけで良くなることはないと考えられます。これは現代の医学では、心の病ではなくて「脳の病」と考えられているからです。脳には無数の神経が縦横無尽に走っており、その神経の中を「神経伝達物質」というホルモンに近いようなものが流れることで、感情、理解、思考、判断などが行われていきます。

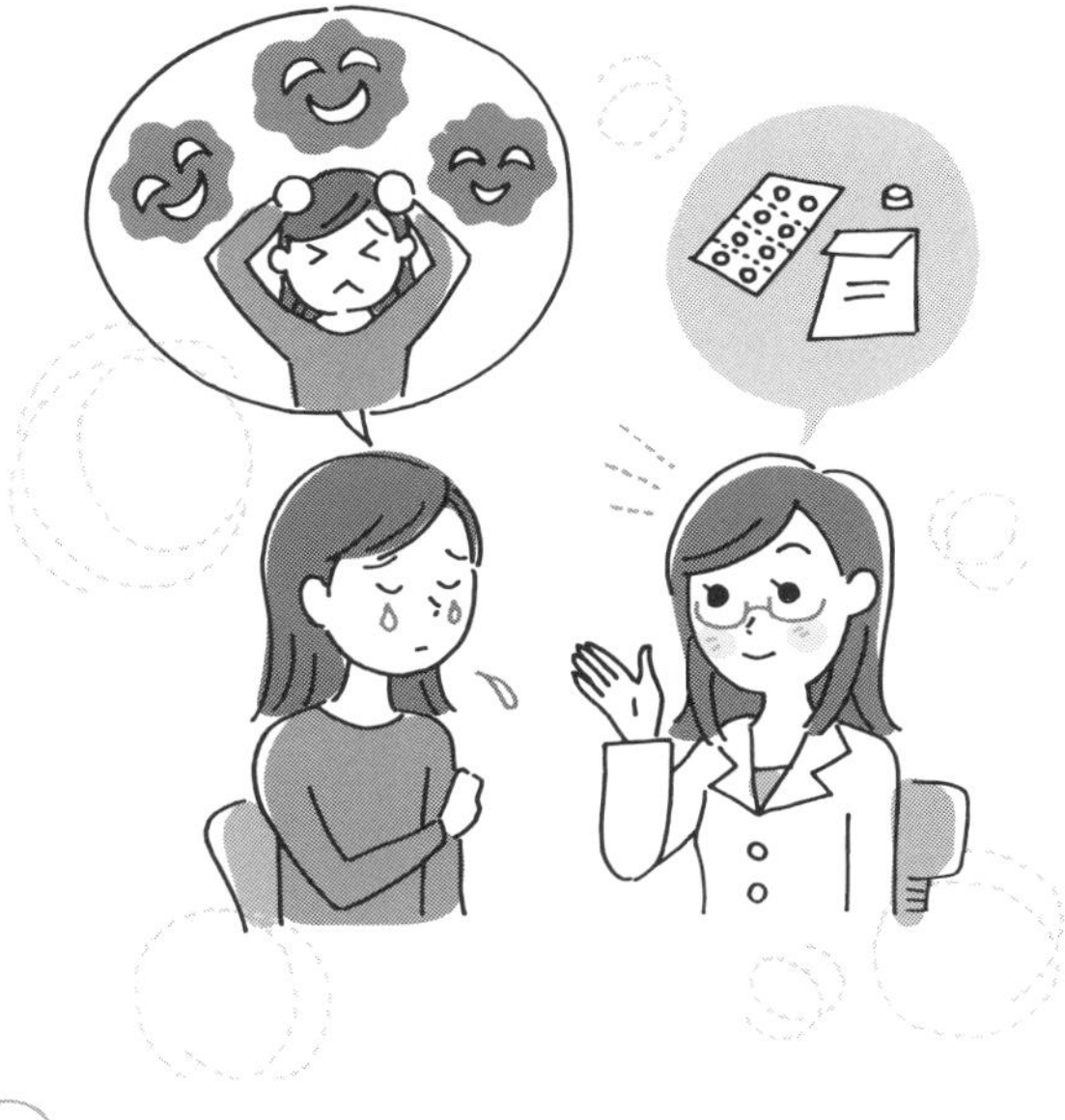

少し話はズレますが、私は医学部にいた学生時代、人間のご遺体で解剖の実習をさせてもらいました。そのときに初めて人間の脳の全体を見たのですが、それはバレーボールを小さくしたような灰白色の塊でしかありませんでした。もちろん、その中の神経は肉眼では見えませんでしたが、「こんな単純に見える塊でいろいろ感じたり考えたり、すばらしい芸術を生み出したり憎しみあったりしているのか…」と不思議な気持ちになったことをよく覚えています。

さて、そのようにものすごく良くできた人間の脳ですが、やはりときどき不具合が起きてしまいます。その不具合にはいくつかの種類があることが知られていますが、その中でも神経伝達物質の中のドーパミンというものの流れがうまく調整できなくなると、統合失調症という病気が起きます。

この病気の一番の特徴は、「ありえないことを信じること」です。ドーパミンの流れの不調で、ありえないはずの音が聞こえたり、ありえないはずの考えを信じ込んだりしてしまうのです。

医学的には「ありえないはずの音が聞こえること」を「幻聴」、「ありえないはずの考えを信じ込むこと」を「妄想」と呼びます。統合失調症の最大の特徴は、この「幻聴」と「妄想」が生じることですが、他にもありえないものが見える「幻視」などが起きることもあります。

最近、「妄想」という言葉が一般用語になり、「韓流スターと結婚したいと妄想する」などと普通に使われていますが、この場合の「妄想」は「空想」とほとんど同じで、本人も「こんなことはないだろう」とわかっています。

ところが統合失調症の妄想は、本人は本気で信じ込んでいるのです。「私はあの韓流スターと結婚することが決まっているのです。これは絶対です。毎日、私の耳にそのスターからプロポーズされる声が聞こえてきます」と言えば、それは幻聴とそれに基づく妄想が起きている、ということになります。

統合失調症の症状の典型的なパターンとは？

ただ、このように「韓流スターと結婚する」という妄想であれば、本人は基本的にハッピーなのでまだ良いのです（とはいえ、いつか「いつになったら本当に結婚できるのか」と怒り出す、などの危険もありますが）。

ところがこういう人は少なく、統合失調症の幻聴や妄想は、たいがいイヤな言葉、ネガティブな内容なのです。典型的なパターンを挙げてみましょう。

【Mさんは24歳の会社員。毎日まじめに仕事をこなしていたが、電車の中で乗客が皆、自分を見てニヤニヤしていることに気づいた。会社に行っても同僚がチラチラこちらを見ており、『どうしたの』と声をかけるとあわてて目をそらす。そのうち電車でも会社でも〝ブスのくせに〟〝会社のお荷物〟といった言葉が聞こえてくるようになった。

自分が仕事のミスをしたことが世間にも知られ、全員がグルになって自分をバカにしているのだろう。どこに行っても自分のことが知れ渡っており、悪口が聞こえるようになったMさんは、会社にも行けなくなって自宅に引きこもるようになってしまった】

Mさんは心配した母親に連れられて受診に来たのですが、本人は「バカにされているのは事実です。悪口も思い過ごしではなく本当に聞こえます」と言い張っていました。Mさんは統合失調症と考えられましたが、幻聴がなくて妄想だけが起きる場合には、診断名が「妄想性障害」となることもあります。

このような状態になると、なかなかカウンセリングだけでは解決しません。本人は本気で「バカにされている」「悪口が聞こえる」と思っているので、いくら「そんなことはないはずですよ」などと言っても納得してくれないのです。では、統合失調症や妄想性障害の治療はどうやって進めるのでしょう。

それは、基本的にはクスリの投与です。脳の中の神経回路でドーパミンの異常が起きていることはほぼ明らかなので、それを調整するクスリを飲んでもらうのが一番なのです。

「本気で悪口が聞こえるという人がクスリなんて飲むの？」と思う人もいるはずですが、その通り、クスリを飲むように話して受け入れてもらうまでがひと苦労です。

これは精神科医によっていろいろですが、私の場合、本人に「あなたは信じられないかもしれないが、私の経験からこれは統合失調症と思われる」となるべく率直に事実をお伝えし、クスリの必要性を説明します。そして、まずはクスリを飲んでみてほしい、と話します。

本人は、幻聴や妄想で相当、気持ちが参ってつらくなっているので、「納得はできないけれど、少しでもラクになるなら飲んでみます」と言ってくれることも多いのです。

しかし、そこで対応を間違うと、統合失調症が悪化することもあります。たとえば、「そんなことあるわけない」と本人の言葉を頭から否定して「それは病気ですよ」と無理やり注射などをしようとしたり、逆に「なるほど。本当に悪口を言われてるかもしれませんね」と本人の言葉を支持しすぎたり、どちらにしてもそれがきっかけで病気が悪化し、興奮状態に陥ったり暴力などに発展したりすることもまれにあるのです。

私は精神科医になって30年以上たちますが、いまだに診察の際に「あ、これは統合失調症だな」と思うととても緊張します。うまく説明し、病気を悪化させないように配慮しながら、何とかクスリを飲んでもらわなければならないからです。

幸いなことに、最近は統合失調症のクスリがとても進歩し、何度か飲んでくれれば幻聴や妄想もラクになってくることが多いです。副作用もあまり出ません。

もちろん本人が「あれは病気の症状だったんですね」と冷静に振り返るようになるのはずっと先のことですが、それでもラクになったという実感があれば、「先生、この間のクスリを飲んでみたら、少し気持ちが落ち着いた気がします。もちろん、会社での悪口がまったくなくなったわけではないのですが、どういうわけか前の半分くらいになったかな」と言ってくれます。

そうしたらこちらも、「ほら、やっぱり病気だったんですよ」などとは言わず、「そうですか。理由はともあれラクになったのは良かったですね。では、このクスリはあなたにとって少なくとも悪さはしないようだし、もう少しの間、飲んでみましょうか」と服薬を続けることをすすめます。

ただ、どうしてもクスリを飲んでくれなかったり、会社で突然「これ以上、私の悪口を言わないで！」と大声をあげたりする場合、入院してもらうこともあります。その場合も、入院して安全な環境でゆっくり休み、少しずつでも薬を飲むようになれば、統合失調症の症状は落ち着きます。

妄想や幻聴に悩んでいる人には〝否定せず、同意しすぎない〟

私が精神科医になったころ、この統合失調症はまだ精神分裂病と呼ばれており、相当手ごわい病気と考えられていました。ところが今では、少量のクスリさえきちんと飲めば、社会復帰もできるし結婚や子育てなどもできる、〝克服できる病〟になりつつあります。

少し前までの統合失調症の手ごわさについては、この病を患う母親を持ったマンガ家・中村ユキさんのコミック『わが家の母はビョーキです』（サンマーク出版）をおすすめします。この作品は専門家の私にとってもとても勉強になるものでしたが、初めて読む方は「今は治療さえきちんとすれば、これよりは軽くすむ」と考えてください。

ここまで読んでいただいておわかりのように、メンタルクリニックを訪れる患者さんのほとんどがセラピーだけでも大いに効果ありなのですが、その中の数パーセントを占める統合失調症だけは、一般的に考えて医療の力による治療を受けなければ良くなりません。

もちろん中には「セラピーで統合失調症が治った！」というケースもあるとは思いますが、できれば「クリニックにも行かれてはどうでしょう。もちろんこちらにも通ってくださいね」などと受診をすすめてくださったほうが、クライアント本人はもちろん、セラピストの方にとっても、より自分の施術がその人に役立つのでメリットがあるのでは、と思うのです。

「妄想の話が出たときにどう聞けばよいか」という質問もときどき受けますが、それには「否定しない。でも同意しすぎない」と答えています。「そんなバカな」と笑うのも、「そうですよね。世界中の人が悪口を言うことってあると思います！」と、相手に合わせすぎるのもNG。「そうでしょうかね」「そう感じているのですね」と話してくれたその人には共感しつつ、内容にはイエスもノーも言わない。これが基本です。

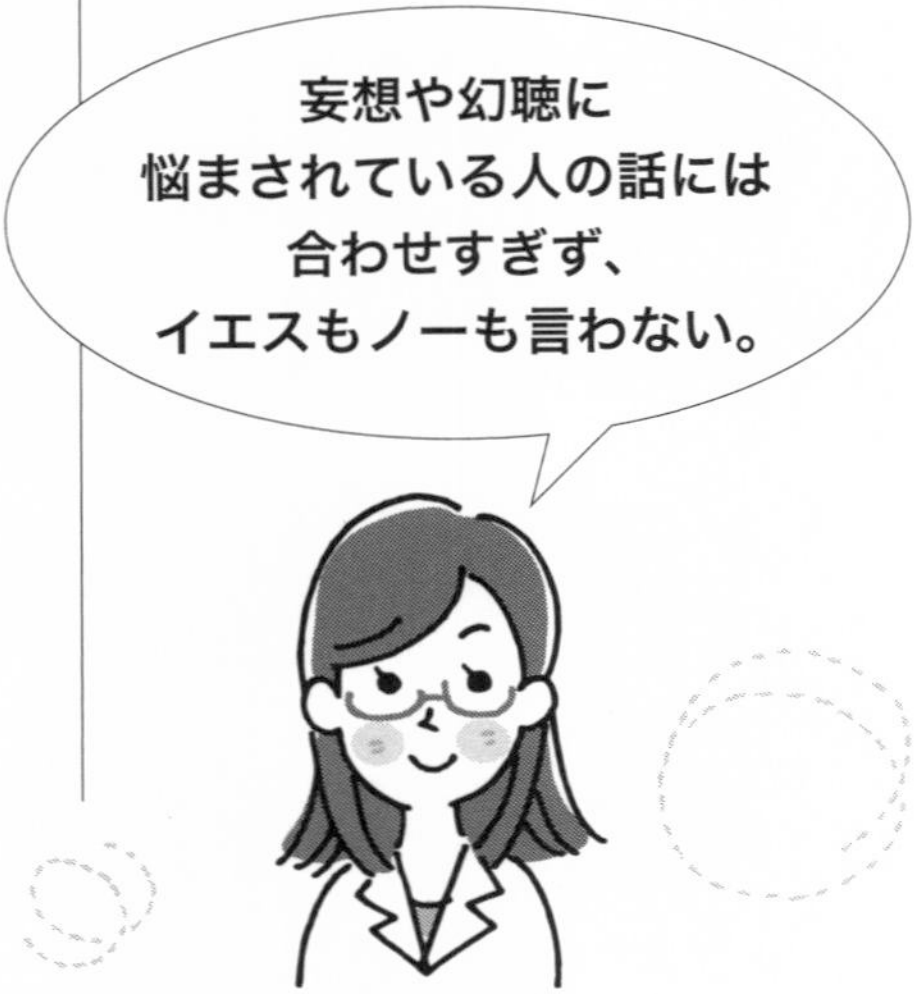
妄想や幻聴に
悩まされている人の話には
合わせすぎず、
イエスもノーも言わない。

第3章のまとめ

- 統合失調症は「脳の病」。セラピーだけでなく医療の力が必要。
- 妄想や幻聴の症状がある人には、〝否定しない、同意しすぎない〟ことを心がけて接する。
- 話の内容には共感しつつ、イエスもノーも言わない。

第4章

あなたに死んでほしくない

密室で打ち明けることは肯定してもらいたいこと

精神科の診察室とセラピーサロンの共通点。その一つに、「密室」ということがあると思います。もちろん、集団で行う瞑想などのセラピーやヨガなどのエクササイズもありますし、最近は「カフェカウンセリング」といって、他の人もいるところで行われるカウンセリングもあるようです。

ただ、今でも多くのセラピーやヒーリングは、個室かパーテーションで仕切られたところで、一対一で行われていると思います。今は「密」を避ける時代ですが、窓は開けていてもプライベート空間です。やはり、ボディにしてもメンタルにしても、「ケアする」ということはとてもプライベートなことなので、一対一で行うのが基本であるはずです。

そして、一対一だとクライアントから、思わぬ打ち明け話が出てくることもあるの

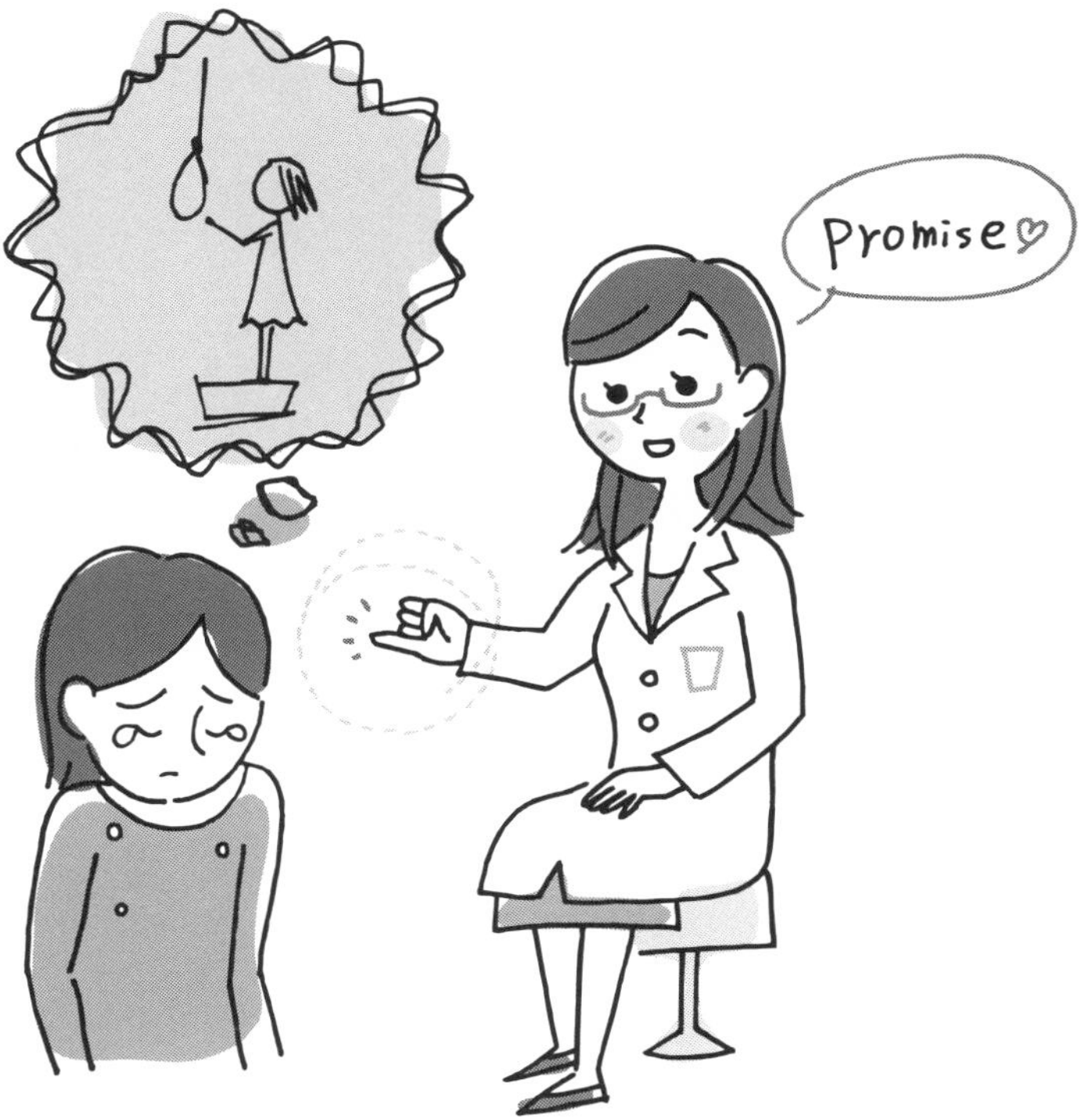
Promise

かもしれません。

ではないでしょうか。たとえば、「肩凝りがひどくて」という人がアロマトリートメントを受けに来て、施術をしている最中に、こんな話がポロリと出てくることがあるかもしれません。

「先生、私の肩、凝ってるでしょう？　私、ストレスがいっぱいなんですよ。二人の子どもは全然、言うこと聞いてくれないし、夫も……外にオンナがいるみたいなんです……」

あなたは、「私はアロマテラピーの専門家だから、夫の浮気の相談をされても困るんだけど……」と思いながらも、「何か答えなければ」とあせって、ついこんなことを口にしてしまったりするのではないでしょうか。

「え、ダンナさんが浮気……。お客さまの思い過ごしじゃないですか。だってこんなにステキな奥さまなんですもの！」

あなたとしては、あくまでクライアントに良い気分になってもらいたいと思って言ったことなのに、こういう相手の話を否定する言い方は誤解を招くことがあります。

「あなた、浮気してる夫の肩を持ってるんじゃない？　私がウソを言ってる、っていうこと!?　失礼ね！」

といったように、クライアントが怒ってしまうこともあるかもしれませんね。なぜなら、「密室」で打ち明けたことに対して、人は「とにかく肯定してもらいたい」と思うものなのです。

この場合、「肯定」というのは、「クライアントの話を事実だと認める」ということではありません。別に「ご主人、外に女性がいるんですね。若い人ですか？　同じ会社の人ですか？　私がご主人と話してあげましょうか？」などと言う必要はありません。しかし、だからといって、その人をなぐさめるつもりであっても「そんなワケはない」とか「思い違いでしょう」と否定するのはタブーです。

大切なのは、まず「えー、そうなんですね」「女性、それは気になりますね」と相手の言ったことを軽くそのまま受ける。そこで強く同意したり、自分の感想をつけ加える必要はないのです。

たとえば、「外に女性……今の日本って、不倫が多すぎるんですよ。そう思いませんか？　いつも泣かされるのは私たち、女性ですよね」などと自説を披露するのは、むしろマイナス。密室で打ち明け話をする人は、まずは聴いてもらいたいのです。もっと言えば、「気のきいた答え」を求めているわけでもない。あなたは、相手の打ち明け話をひたすら吸収するスポンジになったつもりで、「ふんふん」「ホントですか」といった相づちをはさみつつ、施術の手は止めない。これで良いのです。

ただ、それでは済まないという場合があります。

大切な問題を相談されたら〝先延ばし〟を

たとえば、「夫の浮気」の話を「なるほど、なるほど」と聴いていたら、利用者がいきなり、「だからね、私、離婚しようかと考えて。あなた、どう思う?」と意見を求めてきた。しかもそれが大切な決断に対する意見だとしたら、どう答えてよいか、困ってしまいますよね。

実はこの場合も、「離婚はいけませんよ」とか「もうそんな人とは別れるしかないです」などのはっきりした答えはいりません。私もよく診察室で、「離婚したい」「退職したい」「日本を出て行きたい」といった人生の大きな決断にかかわる話を聴かされ、「先生のご意見をぜひうかがいたい」と言われることがあります。そのとき、私はこんな感じで答えています。

「うーん、退職。それはまた思い切った決断ですね。退職、退職……私もどうお答えしてよいかわからないので、もう少し時間をかけて考えてみましょうか」

つまり、〝先延ばし〟です。「自分も真剣に考えている」という態度はキープしながら、「今すぐには答えられない」と答える。これが原則ではないでしょうか。

そして、こういう大切な問題については、必ずその人自身がそのうち自分で心を決める時期がやって来るものなのです。

そのクライアントが、後に「夫といろいろ話し合ってみたら、やっぱり一番大切なのはキミだよ、って言ってくれたの。二人で温泉旅行に行くことになったから、来週の予約はキャンセルしてね」などと言われて、「えー、この間あれほど離婚したいから意見を聞きたい、って言ってたのは何だったの？」と思うかもしれませんが、そんなものなのです。

このように、大切な決断に関することで意見を求められたときは、「どうなんでしょう」と真剣に悩む姿勢を見せた後で、「もう少し時間をかけて考えませんか」と〝先延ばし〟、これでだいたい切り抜けられると思うのですが、一つだけ先延ばししてはいけない場合があります。

「死にたい」と言う人に一般論はNG

それは、「もう死にたいんだけど」と、いわゆる自殺願望を打ち明けられたときです。これればかりは、「難しいですね。来週考えましょう」という風にはいきません。

密室で自殺願望を打ち明けられたとき、一番良くないのは、「聞こえなかったふり」

をしたり、「冗談だととらえてスルー」したりすることです。

「アハハ、お客さまってギャグが上手ですね。今日はエイプリルフールじゃないのですからやめてくださいよ」などと茶化すと、相手は「あ、この人に言ってもしょうがない」と考えて、それ以上、この話をするのをやめるかもしれません。でも、クライアントの「自分はもう死んだほうがいい」という考えはそのままです。

「死にたい」と自殺願望を打ち明けられたときだけは、私は他の悩みを聞くときとはちょっと態度を変えることにしています。まずは、その人に向かって自分の身体が正面になるように姿勢を変えて、「そうですか。そこまで思い詰めていらっしゃるのですね」と目を見ながら話します。そして、はっきりと言います。

「何か必ずこの状況を抜け出す方法があるはずです。私もささやかながらお手伝いします。だから、生きるのをやめる、なんてことはしないでくださいね。あなたにはそんなこと、してほしくないです」

とにかく、「あなたに死んでほしくない」と伝えるのです。「自殺はダメ」という一般論ではなくて、あくまで「あなたには」と言うのがポイントです。

ときには、「そんなことしない、って約束してもらえますか」と言うこともありま す。本当に自殺を考えるほど追い詰められている人は、「あの人と約束したから」といった単純なことで、とりあえず実行を控えてくれることもあるのです。

もちろん、初めてセラピールームで出会った方に、そこまでのことを伝え、「死なないで」と約束してもらうことは不可能だし、その必要もないと思います。ただその場合も、「縁あってこうやって出会ったお客さまですし、万が一のことがあったら、本当に悲しいです。今日のセラピーでちょっとでもラクになっていただけるよう、

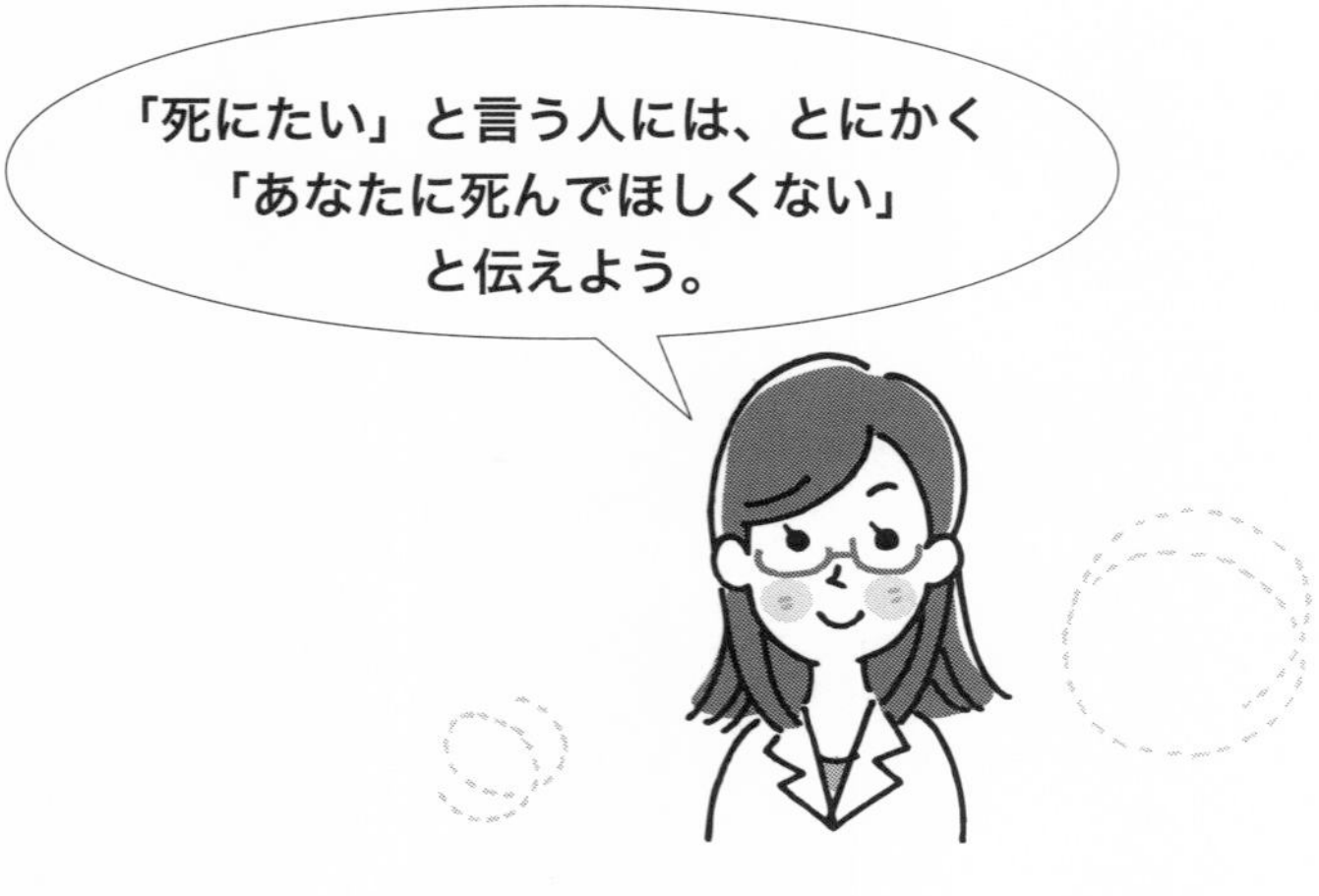
「死にたい」と言う人には、とにかく
「あなたに死んでほしくない」
と伝えよう。

私もがんばらせていただきますね」と伝えたりするのが有効なのではないでしょうか。

また、実際に自殺する人の８割は、その直前に重いうつ状態にあった、というレポートがあります。おそらく、サロンに来て「死にたい」という気持ちを打ち明ける人の多くも、うつ状態にあり、でも何か助かる方法はないかと考えるからこそ、あなたのもとを訪れるのだと思います。

もし、そこで「私はアロマテラピーでリラクゼーションのお手伝いをさせていただきますが、医療の専門家もサポートしてくださるんじゃないですか」と、併せてメンタルクリニックに行くことをすすめていただければ、私たち医療従事者にとってはとてもありがたいことです。

近隣のクリニックの情報を集めておこう

そのためにも、「このサロンから近くて、評判のよいメンタルクリニックはどこかな」と情報を持っておくことは、セラピストとしてとても有力な武器になると思います。「駅前のあのビルの5階に、評判のよいメンタルクリニックがあるんですよ。女性のドクターで、とても親切なんです。もしよければ、ですが」などとセラピストがすすめてくれれば、そのクライアントも「じゃ、行ってみようかな」という気になるでしょう。

それに、「もし、よければ」とつけ加えれば、「私が精神の病気だって言いたいの!」などと、クライアントが気分を害することもないはずです。

私は、逆に自分が勤務するクリニックに近いセラピーサロンや、ヨガや体操の教室などの情報をなるべく集めるようにしています。患者さんによっては、「この患者さんは不眠症だけど、クスリよりホットヨガで汗をかいたほうがいいんじゃないかな」というケースも少なくないからです。

そんなとき、「この近くにも良いヨガの先生がいるみたいですよ。このクリニックに通ってる方でも、あそこのヨガに行ったらラクになった、という人が何人もいるんです」などと軽くおすすめすると、「へえ、このクリニックの患者さんも行ってるんですか」と興味を持ってもらえるからです。

もちろん、サロンや教室によっては「ここは医療機関ではないので、重いうつ症状や自殺念慮などのある方は、施術はお受けできません」などと利用規約にうたっているところもあると思います。

それがある場合は、ちょっと割り切って「お客さま、大変申し訳ないのですが、当施設はこういう規約になっておりまして。またぜひ改善してからこちらをご利用くださいさい」とお伝えしてもよいでしょう。とにかく、「せっかく来てくださったのだから、私が何とかしなければ」と思いすぎないことです。

万人に好かれようというのは自分の驕《おご》り

そしてもう一つ。どんなにセラピストが一生懸命、施術を行っても、慎重に会話を進めても、中には「わかってくれないならもう来ない！」と気分を害するクライアントがいるかもしれません。それはもう、仕方のないことです。

私も診察室でこれまで何度も、「あー、こんなところ、来なきゃよかった！　かえって悪化しました」などと言われ、傷ついたり落ち込んだりしたことがありました。

でも、長年やっているうちに、「万人に気に入られよう、と思うほうが自分の驕りなんだ」と思うようになってきました。相性やタイミングが合わず、患者さんから嫌われてしまうことも、よく考えればあってあたりまえなのです。

ただ、そのときも「あの患者さんが悪い」とか「あれがモンスターペイシェントか」と一方的に向こうのせいにせず、「私にも問題なかったか」と振り返ることも大切です。

密室でのコミュニケーションについてあれこれお話ししてきましたが、クライアントが自分の秘密も含めて打ち明けてくれたときは、最後にひとこと、「今日はいろいろお話ししてくださり、ありがとうございます」と伝えることも必要です。「私の話を聴けて良かった、と言ってくれる人がいるんだ」と思うだけで、その人の心は癒され、エネルギーが湧いてくることは間違いありません。

「え、それは逆じゃないの？　聴いてくれてありがとう、と向こうが言うべきでしょ」と思う人もいるかもしれませんが、それはこちらがプロである以上、「聴かせ

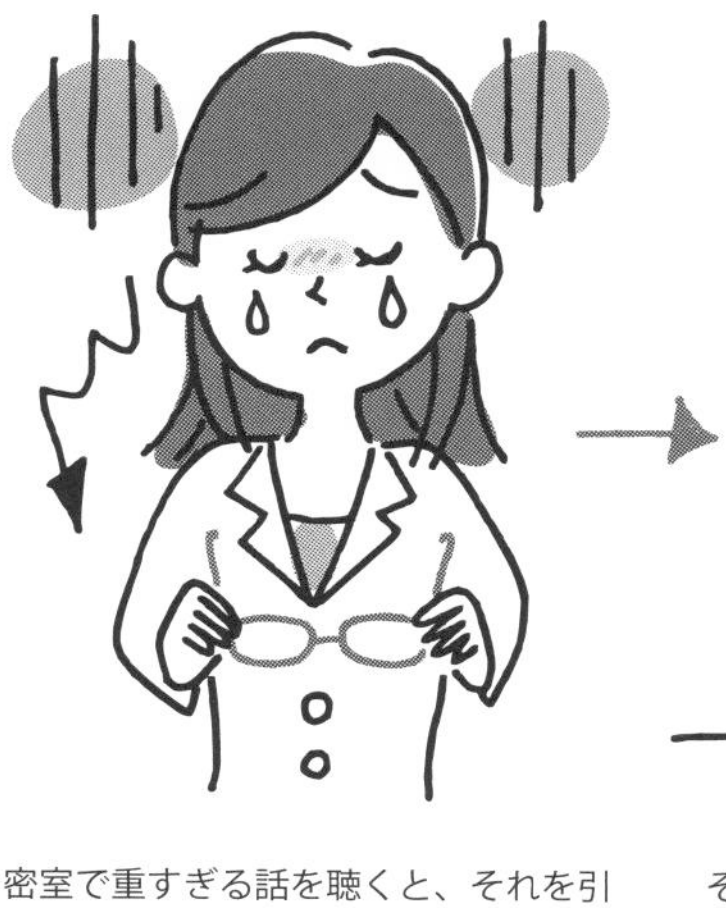

密室で重すぎる話を聴くと、それを引きずりそうになることもあるが……

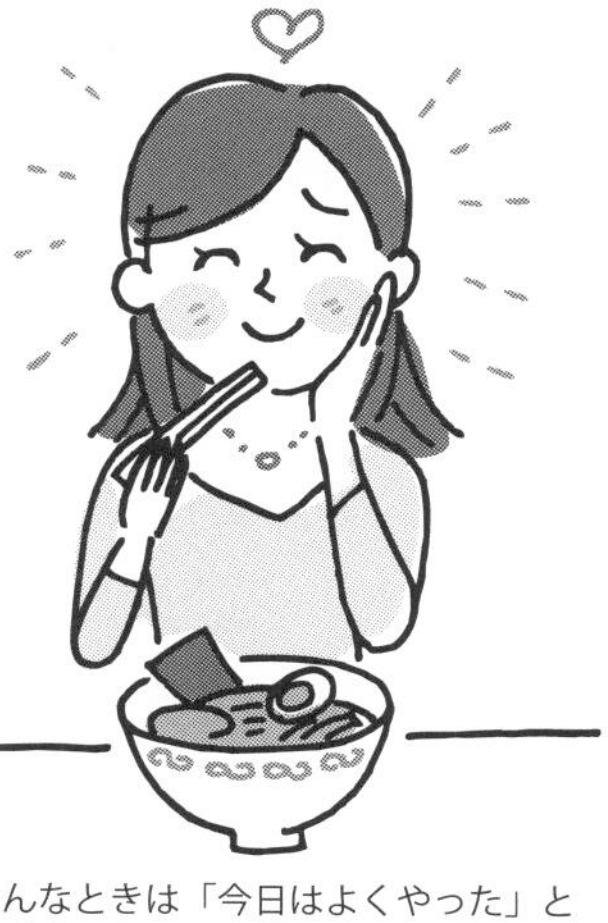

そんなときは「今日はよくやった」と美味しいものでも食べて、自分をねぎらい、次の仕事に備えよう。

てくれてありがとう」が原則なのです。
そして、密室で重すぎる話を聞かされたあとは、それを引きずらないのもプロの条件。「今日はよくやった」と自分をねぎらい、美味しいものを食べて、明日の仕事のために備える。仕事が終わったら、仕事のことはとりあえず忘れる。というのが、私がこれまで30年以上、精神科医を続けてこられた一番の秘訣かもしれません。

第4章のまとめ

- クライアントが密室で打ち明ける話は否定しない。
- 人生の大切な決断を相談されたら、〝先延ばし〟。
- 「死にたい」という人を茶化したり、スルーするのはNG。
- 話をしてくれたクライアントには、「聴かせてくれてありがとう」が原則。

第5章

個性を活かす場はきっとある

発達障害の専門クリニックは10年待ち!?

近年「発達障害」という言葉を聞いたことがない人は、まずいないと思います。特に、人の癒しやケアに携わるセラピストなら、興味を持ってこの問題について調べたり、本を読んだりしている人もいるでしょう。そして、知人の顔を思い浮かべながら、「これってあの人にあてはまるな。彼女は発達障害なのかも」と思っているかもしれません。

しかし同時に、「私だって発達障害にあてはまる。そうじゃないかな」とひそかに思っている人も少なくないと思うのです。中には、自分の子どもの様子を見ながら「もしかして、この子も」と心配している人もいるのではないでしょうか。

そう、人を見ては「あの人、発達障害?」と思い、自分にも「私も発達障害?」と思ってしまう。

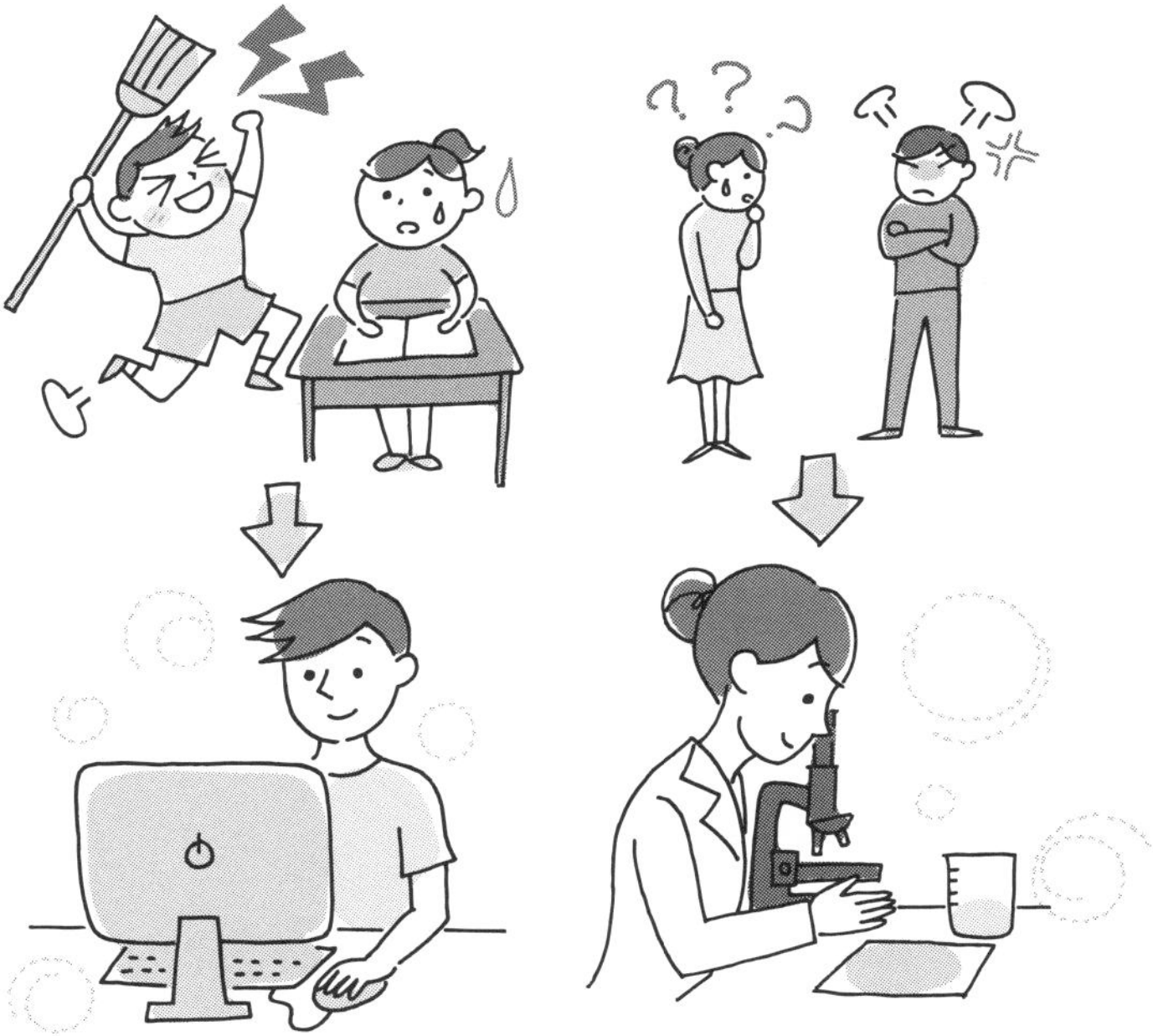

これが今、発達障害をめぐって起きていることなのです。

そういう人たちの中には、「専門家に聞いてみよう！」と考えて、わが子の、あるいは自分の診察のために、発達障害の診断や治療を得意としている精神科医のもとを訪れようとする人もいます。

ところが、発達障害の専門家がいる診療所は、どこも予約でいっぱい。かつては何と「10年待ち」といわれるクリニックもあったそうです。今はそこまでではないとはいえ、半年待ちのクリニックはザラ。それどころか予約の電話さえつながらない、という話もよく聞きます。

「いったい、発達障害ってなに？　誰が発達障害で、誰がそうじゃないの？」皆さんがそう思うのも不思議ではありません。そこで発達障害の現状について、わかっていること・わかっていないことも含めて、きちんと整理しておきましょう。クライアントのためにも、セラピスト自身のためにも、きっと役立つはずです。

「発達障害の原因は愛情不足」というのは間違い

まず、忘れてはならないのは、発達障害は「心の問題」ではなく、はっきりとした「脳の問題」だということです。よく使われる定義として、**「発達障害とは、生まれつきの脳機能の発達のアンバランスさ・凹凸によって、社会生活に困難が発生する障害のこと」**というものがありますが、実はこれがすべてなのです。

大切なのはまず、「生まれつき」のものだというところ。ときどき「発達障害は親の愛情不足で起きる」という意見を見ますが、これは間違っています。問題が明らかになるのが学校に入ってから、あるいは社会人になってからという時間のズレがあったとしても、その問題は「生まれつき」のものなのです。

ただ、「生まれつき」だからといっても、遺伝がどれほど関係しているかはまだわかっていません。だから、「発達障害は遺伝する」というのも、今の時点では間違いです。

おそらく何らかの遺伝子などはかかわっているのでしょうが、「親から子へ」といったわかりやすい遺伝ではないと考えられています。

そして、次に大切なのは「脳機能の発達のアンバランスさ・凹凸」という点。「脳機能」というのは、CTに写るようなはっきりした病変があるわけではなく、脳そのものとしては正常なのだけれど、その動き方に問題がある、というような意味です。

たとえば、私は一見、健康な身体を持っているのですが、鉄棒のさか上がりや腕立て伏せがまったくできず、体育はだいたい5段階の「2」でした。この腕力のなさはちょっとやそっとではなく、学校の先生が「大人になってから苦労するかも。大丈夫かな」と心配するほどでした。

ところが、ピアノは比較的、器用に弾くことができて、音楽は「5」。たぶん、上肢（腕や手）の機能の発達がアンバランスなせいだと思われます。これと同じことが脳にも起きている、といえばイメージしやすいのではないでしょうか。

そして、もう一つ大切なのは、「社会生活に困難が発生する」という部分です。「脳機能の発達のアンバランスさ」自体は、誰にもあるものです。

私の問題にもう一度、たとえて考えると、私の上肢には「腕立て伏せはできないが、ピアノは弾ける」というアンバランスさがありますが、それは社会生活に支障を来すほど著しい障害ではありません。ただ、もし私がスポーツ選手になりたかった場合は、この腕力の著しい欠如について、とても悩むことになったでしょう。

でも、私はそれを選ばず、腕の力がなくてもできるような職業、精神科医になったのだから問題ないのです。つまり、私の上肢の機能のアンバランスさは、腕力を使う仕事を選ぼうとすれば「社会生活に困難が発生する」となるし、そうでない仕事を選ぶなら「困難はなし」となるような、あいまいさを持った問題なのです。

さて、これで発達障害が何となくイメージできたでしょうか。

“おっちょこちょい”は発達障害か？

「脳機能の発達のアンバランスさは誰にでもある」が、「それが社会生活に著しい困難を生む」ときにはじめて、発達障害と診断される。まず、そのことを押さえておいてください。

さて、その発達障害ですが、一種類だけではありません。大きく分けて、次の三種類があります。まず、それを紹介しましょう。

❶自閉症スペクトラム

対人関係・社会性やコミュニケーション能力に困難があり、一つのことへのこだわりがとても強い。その結果、興味や関心の幅が狭かったり、同じ行動を繰り返してしまったりすることもあります。

この自閉症スペクトラムには、さまざまなタイプや障害の度合いが含まれており、そのことが一般の人たちから理解を得るのを難しくしています。「ほとんど言葉を発することができず、周囲とコミュニケーションが取れない人」から「大学を出て専門職に就き、家庭も持っている人」、さらには「一つの分野へのこだわりの結果、学問や芸術で大きな成功をおさめている人」までがいるのです。

これまでは、それぞれのタイプや程度に応じて「カナー症候群」とか「高機能自閉症」「アスペルガー症候群」といった別々の名前をつけていたのですが、最近になって「自閉症スペクトラム」という広い概念でとらえよう、ということになりました。

❷ＡＤＨＤ（注意欠陥・多動性障害）

経済評論家の勝間和代さんやＩＴ企業経営者の成毛真さんなどが「自分もそうかも」と言い出したことで、大きな注目を集めているのがこのＡＤＨＤです。

特徴としては、「移り気」「集中力がない」「落ち着きがない」「思いつきで行動してしまう」「おしゃべりがすぎる」など多動性・衝動性に基づく症状が出るものですが、これは自閉症スペクトラム以上に理解が難しい障害と言えます。

なぜなら、この特徴を持った人はあまりにもたくさんいるからです。「部屋や机の上を片づけられない」「あれもこれもと手を出しやすい」「欲しいと思ったらすぐ買ってしまう」「予定や用事が立て込むと、どれかをつい忘れてしまうことがある」、こういう人をすべてＡＤＨＤと診断していたら、「人口の４割はＡＤＨＤ」といったことになりかねません。

ここで先の原則を思い出してください。このＡＤＨＤも、あくまでその症状によって学業や仕事などの社会生活に大きな支障が出る場合に、そう診断されます。勝間さんや成毛さんは社会的な成功者ですから、「ＡＤＨＤ的な傾向はあるかも」とは言えますが、「発達障害を持っている」と診断する必要はないと思われます。

また、このＡＤＨＤの一種に、多動の傾向はあまりなく、集中力や注意力の欠如だけがあるＡＤＤ（注意欠陥障害）というものがあるとも言われていますが、ここまで来ると〝おっちょこちょい〟の人は皆この障害なのか、ということになってしまうので注意が必要です。

❸学習障害（LD）

これは、ＩＱの検査をすると全体的には大きな問題はないのに、「書く」「読む」「聞く」「計算する」といった特定の行動が極端に困難な状態です。

発達障害の場合、「読めるのに書けない」「話せるのに読めない」といったアンバランスさが決め手となります。ですので、読む、書く、話すなど全部が苦手、というのは学習障害とは言いません。

発達障害が完治するクスリはない

この三つの障害は、それぞれ別々に生じることもあれば、合併することもあるし、どれか一つから別のものに移行することもあります。たとえば、子どものときは自閉症スペクトラムだと思っていたけれど、社会人になってADHDの特徴が目立ってきた、といった具合です。

そして現時点では、発達障害を正確に診断できる血液検査や画像検査はありません。専門家のいるクリニックを受診した場合、問診のあと、臨床心理士により知能検査やいくつかの心理検査を受け、その後さらに子どものときからの状況を詳しく聴いて、今の困りごとを聴いて……と進み、最終的に医師が発達障害の有無や診断名を決めていくことになります。

ただ、もっと早期からその特徴がはっきり出てくるようなケースでは、保健所の乳児健診、子ども健診で保健師が指摘することもあります。また、小学校に入ってから先生が気づき、保護者に「自治体の発達支援センターに相談してみてください」とすすめる場合もあるようです。

「脳の機能の問題だとはっきりしてるなら、クスリはないの?」と思う方もいるでしょう。ADHDの場合、ごちゃごちゃに混乱している脳をちょっと整理できるようなクスリが開発されています。

それを飲むだけでかなり考えがまとまり、「これまでいっぺんにいろいろなことを始めて、すべて中途半端になっていたのですが、どういう順番で進めればよいか、道順が見えてきました」と言うようになる人もいます。ただ、その効き目は人によって違います。

そして、自閉症スペクトラムと学習障害に関しては、まだ有効なクスリはありません。ですから、この二つの診断がつけられた人は、コミュニケーションや読み書きのトレーニングで、少しずつ問題を克服していくしかないのです。

いずれの場合でも、脳の機能のバランスが完全に回復するわけではなく、完治するということはないのです。

発達障害のクライアントには悩みを具体化していく

私は、特に大人になってから「私、発達障害かも……」と気づいて診察室にやって来る人の多くには、「まあ、厳密に診断したらそうかもしれませんね。でも、ここまで何とかやって来られたのですから、あまり気にしなくてもいいと思いますよ。自分の個性を活かしましょうよ」と言います。

もちろん、生活や仕事をするうえでちょっとした工夫は必要かもしれませんが、無理やり自分を修正しようとせず、「自分らしくいられる場」を探すことをすすめます。フレックスやテレワークの制度がある会社で自由に働くとか、あれこれ手を出す特徴を生かしていろいろな外国語の習得に挑戦するとか。個性を活かす道はいくらでもあるはずです。

もし、皆さんのセラピーサロンに発達障害と診断された、あるいは発達障害の疑いがあるというクライアントが訪ねてきたら、「生きづらさの原因は発達障害です」と決めつけずに、悩みごとや困りごとを具体的に絞っていくことが大切です。

たとえば、「世間から浮いてしまう」という漠然とした悩みを抱えているクライアントなら、カウンセリングでいろいろ聞き出し、「書類提出の締め切り日が必ず3日遅れる」といった感じに、問題を明確にしていく。

そして、その具体的な悩みにスポットを当てながら、「では、まずはそれがせめて1日遅れで済むように、少し身体のこわばりを取りましょうか」などという風に施術

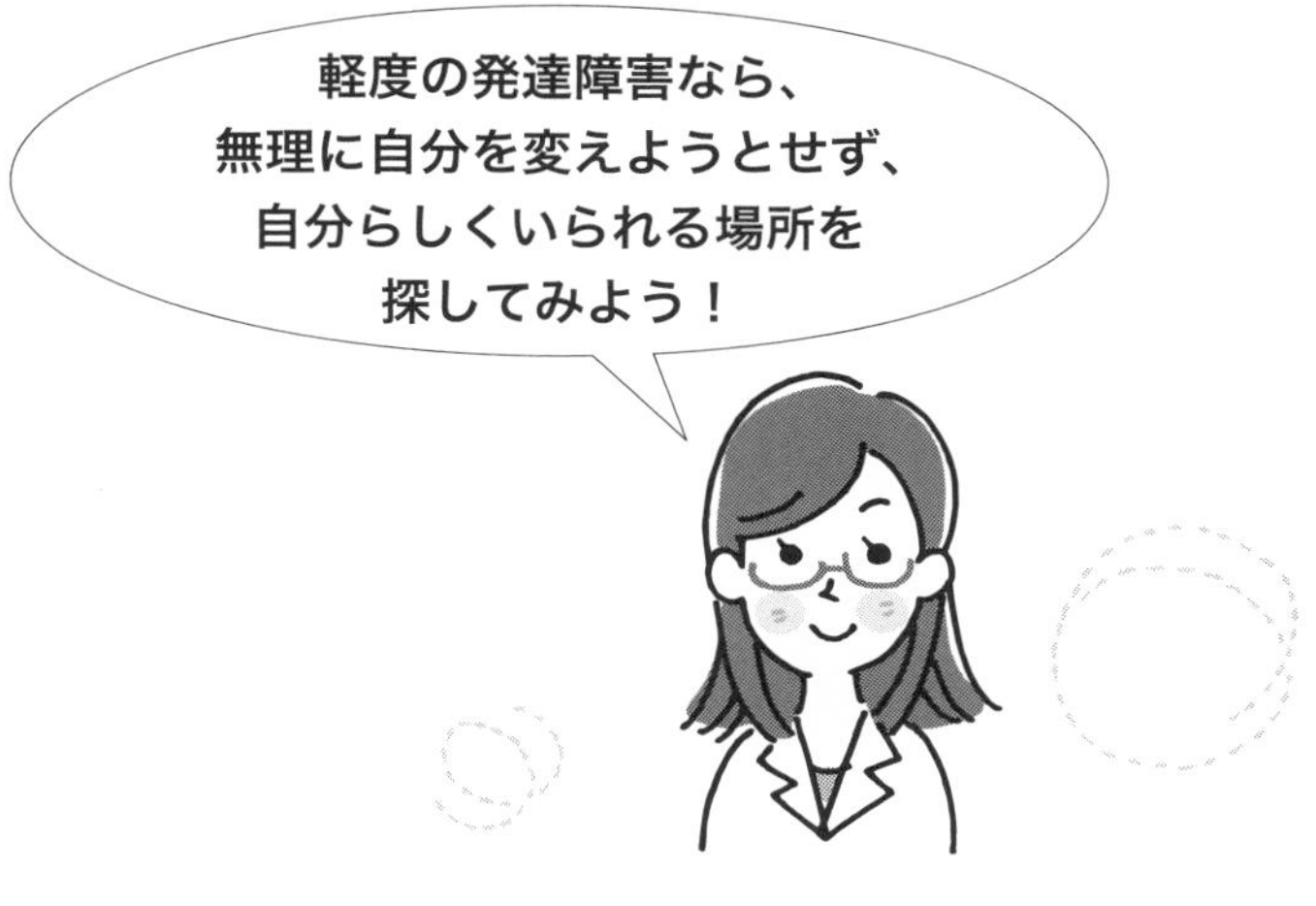
軽度の発達障害なら、
無理に自分を変えようとせず、
自分らしくいられる場所を
探してみよう！

を進めると、クライアントはとても安心するはず。

〝軽い発達障害なら、悩むよりも楽しもう！　個性を活かせる場はきっとあるはず。でも、まわりの人にはちょっとだけ理解してもらおう〟

これでたいていのことは乗り切れるのではないでしょうか。それでも困難があまりにたくさん出てくる場合は、予約はちょっと大変でも、やはり専門家を探して受診したほうが良いでしょう。これは、セラピスト自身もクライアントも同じことです。

第5章のまとめ

- 発達障害とは、「生まれつきの脳機能のアンバランスさにより、社会生活に著しい困難を生む」もの。
- 発達障害を完治させるクスリは今のところない。
- 発達障害のクライアントからは、具体的な悩みを引き出す。

第6章

実は誰もが摂食障害の予備軍

わかっているようでわかっていない「摂食障害」の根っこ

今や「摂食障害」という言葉は、メンタル医療にかかわる人でなくても知っていると思います。そして、この摂食障害には、食べるのが怖くて食べずにどんどん体重が減る「拒食症」と、逆に食べることをやめられない「過食症」があることも多くの人は知っているでしょう。

でも、この拒食症と過食症、まったく反対に見える二つの障害の根っこが実は同じであることや、臨床の場では「これって過食症？　いや、拒食症かも」と診断に迷うケースが少なくないことまでわかっている人は、少ないのではないでしょうか。

そして、この摂食障害は今や「障害」というのもためらわれるほど、社会に蔓延しているということもぜひ知ってほしいのです。

まず、拒食症の話から始めましょう。

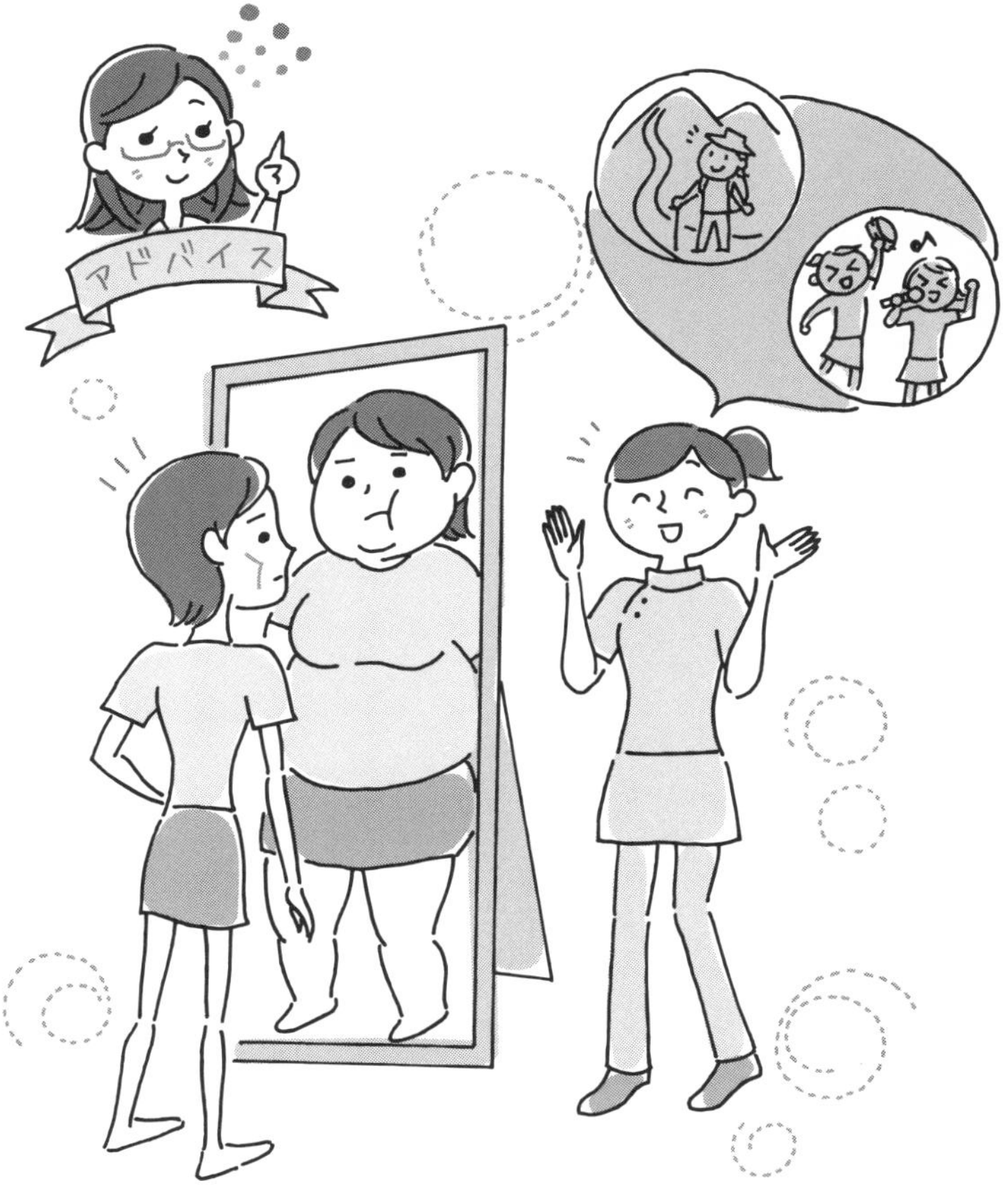
アドバイス

この人たちは、「拒食」という名の通り、食事を拒否します。「まったく食べない」というのでは生命が維持できない、つまり死んでしまいますから、何とか生き続けられるくらいの最低量を食べます。あるいは、何日か断食してそのあと少量食べるとか、毎日何かは口にするけどスープだけ、とかパターンはいろいろです。

その結果、当然、体重は減ってしまいます。アメリカの診断基準では、平均体重より15％少なくなれば拒食症と診断します。ただ、日本の診断基準は「平均の20％以下」とすることが多いです。

アメリカと日本で診断に差があるのは、なぜでしょうか。ちょっと実際の例で見てみましょう。

ここで「平均体重」としたのは、ＢＭＩ（体格指数）から割り出したものです。高校の保健体育の教科書で見た人もいると思いますが、出し方は「体重kg÷（身長m×身長m）」で、これが「22」になるのが理想体重と言われています。今はスマホなどでも自分の身長と体重を入力すればＢＭＩを計算してくれるアプリがありますので、ぜひやってみてください。

たとえば私は、身長159センチ。この身長でBMIを22にしようと思ったら、必要な体重は55・7キロ。どうでしょう。今の私自身には、それは「ちょっとヤバい体重」に見えます。実際にはもう少し少ないです。もしそれだけ体重があったら、洋服を買うときにまず9号は入らない。11号でもあぶないと思います。

そして、アメリカの拒食症の基準である「平均体重の85%」は、47・5キロ。実際の私の体重はまさにこれくらいです。そして、まわりから「やせてるね」と言われることはまったくなく、洋服は9号がまさにジャストフィットです。ただ日本の基準の80%である44・5キロになれば、「ちょっとやせすぎだよ」と言われるでしょう。そう、アメリカの基準で考えると、日本人の多くが拒食症になってしまうのです。

ダイエットがおそろしいスパイラルの引き金に

さて、ではなぜその人たちは食事を食べなかったり減らしたりして、「やせすぎ」の状態になるのか。そのきっかけは、もちろんダイエットです。

このダイエットには、あまり知られていないおそろしい性質があるのです。それは、「適度なところでやめられない」というものです。

いったんダイエットを始め、ある程度の成果が出始めると、ものすごくうれしい気持ちになります。これ自体は病的ではありません。しかし、体重が思い通りに減るとそこで脳内麻薬といわれる幸福な気持ちにさせてくれる化学物質がビュンビュン出て、それ自体の快感に私たちはハマってしまうのです。

そうなると、最初は「3キロだけ減らそう」などと思っていて、目標が達成されてもそこでやめることができなくなります。「明日も体重計に乗って数字が減っている喜びを味わいたい！」という願望で頭がいっぱいになり、「もう少しダイエットを続行しよう」となります。

そして、「やった！　昨日より３００グラム減ってる！」と快感につつまれ、「もう1日がんばろう」となる。それが続けば、あっという間に体重は平均を大きく割り込むことになります。

それと同時に、「また増えたらどうしよう」という恐怖が頭を占拠するようになります。いったんやせ始めると、今より体重が多かった日々が悪夢のように感じられ、街を歩いていてもぽっちゃり型の人がおぞましく見えてくるようになります。「どうしてあの人、あんなにだらしない体で平気なんだろう？　でも私も昔はああだったのかも。またあんな風になっちゃったらどうしよう……」と思うと、食べることそのものが怖くなってしまいます。

そうやってダイエットをやめられなくなり、平均的な身長なのに体重が40キロを割り込み、30キロ台の前半に、そしてさらに……と、おそろしい数字になることも少なくありません。そうなるとまわりから見ても、あまりに異様。というより、「倒れるんじゃない？　死んじゃうんじゃない？」と家族や友人は気が気ではなくなります。

しかし、本人の脳内からはハッピー麻薬のような化学物質が出続けているので、テンションだけは高い。「私？　全然、元気よ！」とやせ衰えた身体で飛び回るものですから、さらにまわりは異様さを感じ、次第に恋人や友人が去って行く、ということもあります。

実は、こういう状態が続いて、実際に命を落としてしまうケースも年に何例かあるといわれます。体に栄養が補給されないのに心臓だけは動き続けなければならないので負担がかかり、突然、心停止となる。低血糖状態から昏睡に陥り、回復しない人もいます。

それが危ぶまれる場合は入院してもらい、点滴をしたり鼻から胃に直接、管を入れて無理やり栄養を補給するのですが、本人は「死んでもいいから体重を増やしたくない」と激しく拒絶します。

でも、中には体重が一定まで減ったところで、身体が「もう耐えられない！」と悲鳴をあげて、本人の意思を無視して食べものを摂り始めることがあります。これが過食症です。

「死ぬ間際だったのだから、食べるようになってよかった」と言えますが、これがまたそう簡単なことではありません。

なぜなら、拒食症を経てから食べるようになった場合は、今度はその食欲をコントロールすることができなくなり、「いくら食べても食べ足りない」となって〝ドカ食い〟をしてしまうからです。

私がかつて受け持っていた患者さんで、「とにかく冷蔵庫にあるものをすべて食べつくさなければ落ち着かない」という人がいました。

これも過食症の特徴なのですが、ゆっくり調理をする時間も待てないので、おにぎりやケーキだけではなく、野菜や冷たいそうざいなどもそのまま口に入れます。中にはゆでていないスパゲティやうどんなどの乾麺、パン粉や小麦粉までそのままむさぼり食べる、という人もいました。

ある過食症の患者さんは、泣きながら私に言いました。

「フォークも使わずに、手づかみで口に食べものを詰め込むのです。その様子をもし誰かが記録してくれたら、とても人間とは思えない姿をしているでしょう。もう生きているのもイヤです……」

では、その人たちはとりあえずは「ダイエットはもういいや」とあきらめたのでしょうか。実はそうではありません。過食症の人たちも、基本にあるのは「とにかくやせたい」という拒食症のときと変わらないダイエット願望です。それにもかかわらず「食べるのを止められない」から、さらに苦しいわけです。

中には、過食症の状態なのに何とかやせようとして、身体に入った食べものを外に無理やり出そうとする人も少なくありません。その代表的な方法は、水を飲み口に指を入れて胃の食べものを吐く「自己誘発性嘔吐」と呼ばれる行為と、あとは大量の下剤の使用です。私の患者さんでも、毎日、60錠入りの下剤をひと箱飲む、という人がいました。

そして、こういうことを繰り返すと当然、体の中のバランスはおかしくなり、大切なミネラルが失われ、命の危険に直面することもあります。

私の経験では、いったん拒食症や過食症が起きてしまうと、「完全に回復する」というのはとても困難になります。多くの人は、過食症の時期がしばらく続いてから拒食症が始まり、そのあと食べる発作が起きて過食症に、と二つの状態を繰り返すことになるのです。

私も最近は、こういう状態の人には「何とか治しましょう」とは言わずに、「とにかく死にそうにならないように、長い目で見てうまくつき合っていきましょう」とアドバイスするようにしています。

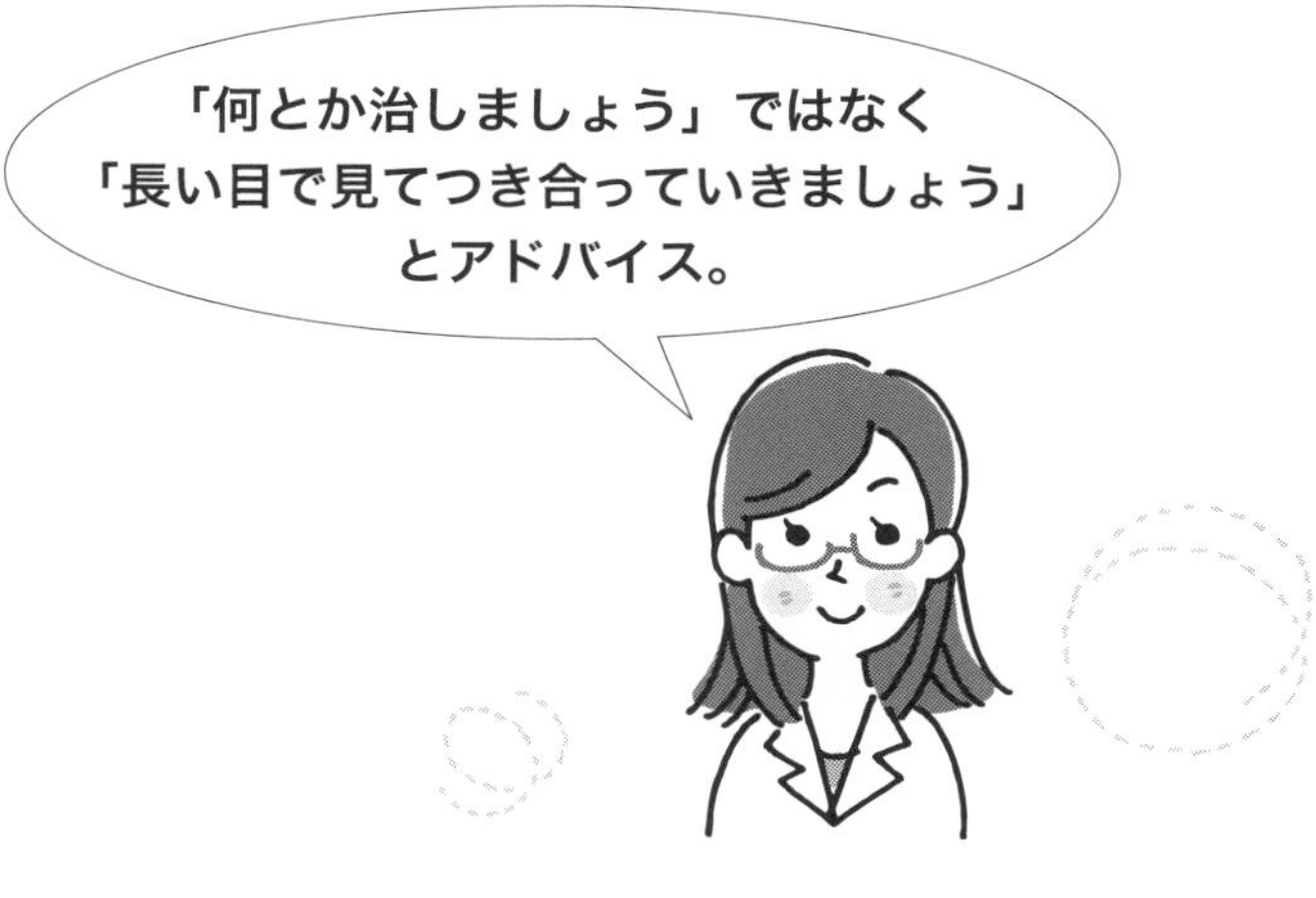
「何とか治しましょう」ではなく
「長い目で見てつき合っていきましょう」
とアドバイス。

現代人は誰もが摂食障害の予備軍

さて、ここまでは極端なケースについて話してきました。こういう人はそれほど多くないと思いますが、読んでいて「何となく気持ちはわかる」と思った人もいるのではないでしょうか。

そう、一番の問題は、今の社会ではほとんどの人たちは「ライトな摂食障害」と言ってもよいほど、ダイエットや体重管理があたりまえになっていることだと私は思うのです。

先ほど私の身長や体重の例を挙げましたが、私にしてもそうかもしれません。ダイエットというほどのことはしていない私ですが、「9号の洋服が入るようにはしていたい」という気持ちはあります。そうなると、「食べたいだけ食べる」というわけにはいかず、「ケーキバイキング、行きたいな…。いや、週末までがまん」「ラーメンってホントにおいしい！　今日も食べたいけどもう夜の10時か。じゃやめておこう」と食べたい欲求を抑える必要も出てきます。

尊敬するドクターが「健康のためには糖質制限」といった本を書くと、「お米やパンが大好きだけどちょっと控えるか」と思うようになります。

そして、そうやって食欲をコントロールする生活を続けていると、ある日急に、「もうダメ！　どうしてもガマンできない！」という衝動がわいてきて、「今日だけは……」と、ラーメンとチャーハンを食べてしまったりするのです。

これはもう、プチ拒食症とプチ過食症の繰り返しかも、と自分でもわかっています。でも、先進国に住む多くの現代人は、似たような状態なのではないでしょうか。そういう意味では「誰もが摂食障害予備軍」なのです。

“体重以外のこと”に気が向くように導いてあげる

セラピストは、クライアントから「あの先生、ステキ」と思われることがとても大切だと思います。「ずいぶん太ってるし、髪や肌もボロボロ。自分も管理できない先生に、私の問題を解決なんてできるのかしら……」と疑いの目を向けられるのは、セラピストにとってもクライアントにとっても不幸なことです。

だから、なるべくセラピストには「きちんとしていてほしい」と思います。過剰なおしゃれやスタイル維持ではなくて、「健康そう」「年相応よりちょっとだけ若々しい」という程度でよいのです。

でも、「そうか、ダイエットしなきゃ！」とあわてすぎると、今日お話しした摂食障害が待ち受けているということは、忘れないでいてほしいと思います。特にまじめにダイエットや健康管理に取り組む人ほど、はっと気づいたら拒食症に、ということが多いのです。

そして、クライアントがダイエットのことで頭がいっぱいになっているときは、それを否定せずに、なるべく「体重以外のこと」に気を向けられるように、アドバイスしてあげてほしいと思います。

「ダイエットのしすぎは危険です」ではなくて、「ダイエットは大切ですよね。最近、本で読んだのですが、食事を減らすより、レジャーに出かけたり友だちとリラックスしておしゃべりしたり、体内のストレスホルモンが減ると体重も増えにくくなるんですって。今度のお休みはどんなご予定ですか？」と、〝楽しいこと〟が増えるように導いてほしい。あなたのセラピーも、きっとひと役買うことでしょう。

さらに、そのクライアントが明らかにやせすぎで「医療を受けたほうがいいのでは」と思うときには、「あなた拒食症では」と言ってもすぐには認めてもらえないことを知っておいてほしいです。それより「とても色白ですてきでいらっしゃいますが、貧血の検査なんてしてますか？　私の姪っ子も色白になって喜んでたら貧血があって……」など、体調の話題から入るのがよいと思います。

現代人とは切っても切れない、ダイエット。でもその先に待っている摂食障害。せっかくやせても健康が損なわれ、自分らしく生活できなければ意味はない。そのことがおわかりいただけたでしょうか。

第6章のまとめ

- 「拒食症」と「過食症」の原因は、実は同じところに。
- いったん過食と拒食が起きると、完全に回復するのはとても困難。
- 現代人は、誰もが摂食障害の予備軍であることを忘れずに。
- 医療を受けたほうがよいと感じたら、体調などの話から入り、自然に促す。

第7章

多重人格にどう向き合う？

もはや珍しくはない複数の人格を持つ「多重人格」

私は大学の教員でもあるのですが、学生たちにいくつかの病気の名前を挙げ、「精神医療関連で聞きたい話は？」と尋ねると、いつも〝一番人気〟は「多重人格」です。確かに、一人の人間にいくつもの人格（名前、年齢、性別、性格もバラバラ）が潜んでいるというのは、とても興味深い状態です。

多重人格が広く知られるようになったきっかけは、１９９２年に出版された『24人のビリー・ミリガン』（ダニエル・キイス著、早川書房）だと思います。簡単に内容を説明しましょう。

１９７７年、オハイオ州で連続強姦殺人事件の容疑者として逮捕された23歳の青年ビリー・ミリガン。警察の取り調べに対し、彼は「覚えてない」と繰り返すばかり。弁護士が接見しても、会う度に口調や態度が違い、周りも皆困惑してしまう。

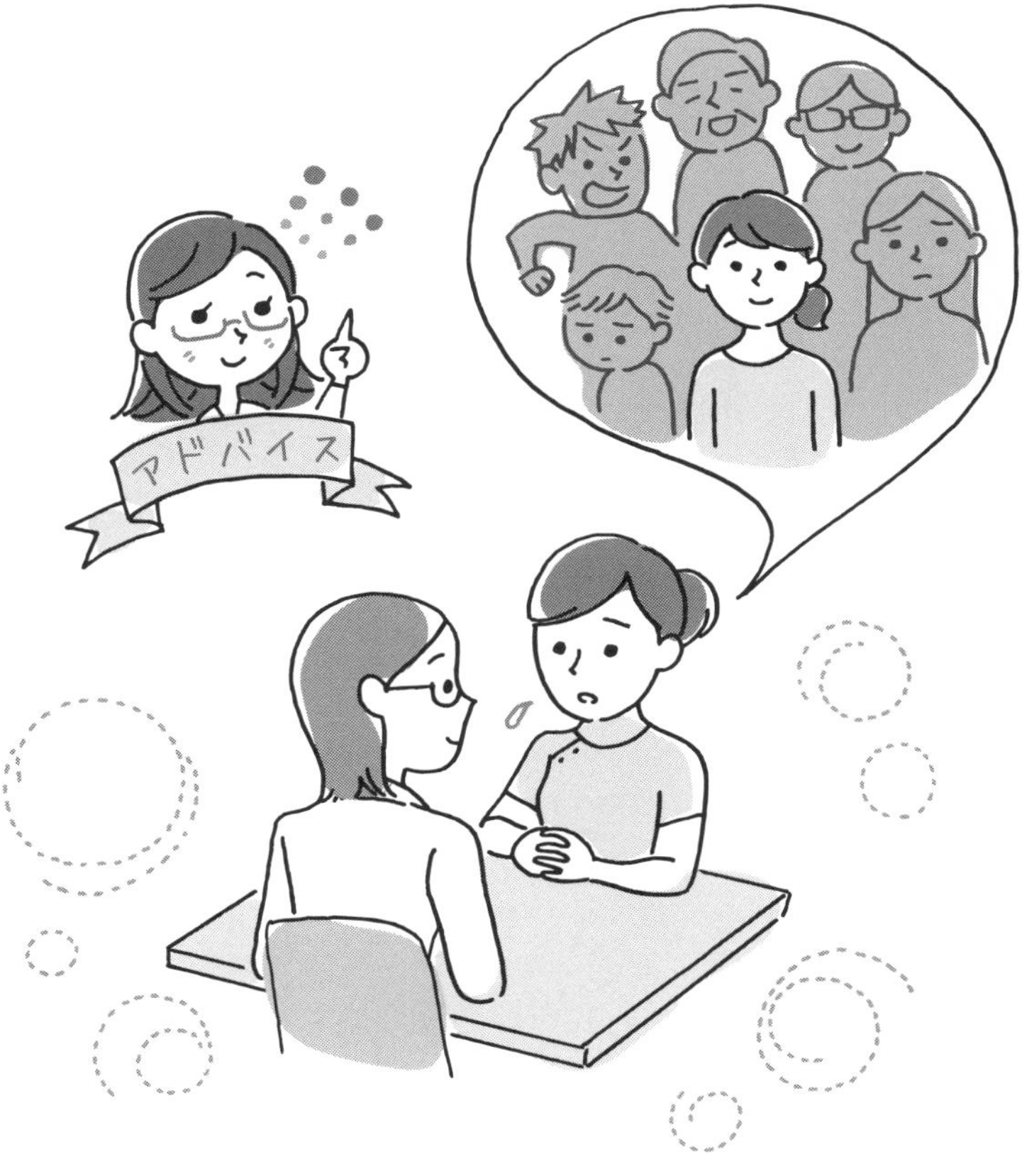
アドバイス

そのうち、驚くべきことがわかってきました。それは、ビリーの中にいくつもの人格が共存しているらしいこと。それぞれ、別の訛りで話したり、子どもだったり、凶暴な性格だったり、レズビアンだったり、違う宗教を信仰していたり。

あまりに個性的でとてもウソとは思えない振る舞いや口調に、「ビリーは多重人格で、24もの人格を持っている。犯行はその中の一人が起こしたもので、ビリー本人はその自覚も記憶もない」と、検事たちも認めざるをえなくなったのです。

どうしてそんなことになったのか。ビリーの生い立ちを聞いた精神科医は、彼が幼いときに義父からさまざまな身体的、性的虐待を受けていたことを突き止めます。虐待を受ける度、そういう自分から何とか目をそらすために別の人格が誕生し、「虐待されているのは私ではない」と思うことで自分を守ってきたと考えられます。

この多重人格は、現在の精神医学では「解離性障害」の一つである「解離性同一性障害」と呼ばれており、人口の2〜5％の人に起きるともいわれている、決して珍しくない障害。もしかすると、「私、メンタルクリニックで解離性障害と診断されています」と言う人に会う機会もあるかもしれませんが、そう聞いて「この人、多重人格!?」と驚く必要はありません。

「自分のまとまり」が抜け落ち混乱する解離性障害

では、解離性障害とは何でしょう。解離性障害にはいろいろな段階、種類がありますが、ひとことで言えば「自分のまとまりが一時的に失われた状態」となるでしょうか。この「自分のまとまり」というのは、普段はあまり意識していません。なくして初めてわかるものなのです。

たとえば、あなたには「好みの異性のタイプ」があると思います。「優しくて仕事ができて、背の高いやせ型が好き」という感じです。テレビドラマであなたの好みに合う俳優が出ていたら、「この人私のタイプ。名前は何だろう」とチェックし、他の作品を見ることもあるはず。もちろん、異性の好みは変わらないものではないので、「全然タイプじゃないのに、なぜか好きになった」ということもあるとは思います。でもその場合も、「本当のタイプはこんな人」という自覚はあるはず。

これも「自分のまとまり」の一つです。解離性障害では、そういった「まとまり」がいろいろな割合で抜け落ちてしまうのです。「異性の好み」でいえば、誰かを見ても「この人私の好み？　そうでもない？　全然わからなくなってしまった」となり、混乱するのです。

また、しばしば抜け落ちるのが「記憶」です。朝、起きて会社に行くために家を出たのに、歩いているうちに「どうして歩いてるんだっけ？」とわからなくなる。そのまま会社を休んでしまう人もいれば、駅に着いたあたりで「そうだ、仕事だったんだ」と「記憶のまとまり」を取り戻す人もいます。

これは、解離性障害の中の「解離性健忘」と呼ばれる状態。そのまま記憶が戻らず会社とはまったく別方向の電車に乗り遠くまで行ってしまうような状態は、「解離性遁走」と言われています。

あと多いのは、自分と現実との関係について感覚のまとまりがなくなってしまう、離人症性障害です。これは、とても疲れたときなど、病気ではない人にも起きることがあります。「あれ、今日は何日だっけ？　春？　冬？　これって現実？　夢？」のように、何となく現実感が薄れてしまう感じです。普通は5分もすれば、「いけない、ボーッとしちゃった。今は7月で夏だ。そしてここは新宿で、私は飲み会に行くところ」と現実感を取り戻すことができます。ところが、離人症性障害になってしまうと、それがずっと続き、周囲の人が言うことを理解できるけどピンと来ない、目の前に一枚膜がかかってるような、いわゆる夢うつつのまま生活を送らなければなりません。

そして、解離性障害の中でも一番深刻なのが、解離性同一性障害。つまり、「多重人格」です。

「多重人格」は最も深刻な解離性障害

多重人格では人格が二つ以上存在することになりますが、二つか三つというのは少なく、たいてい7から12くらいと、かなり多くの人格が共存します。そして、私なら周りが「あれがカヤマさん」と知っている人格があると思いますが、それは主人格と呼ばれます。健康な状態ではこの主人格は一つしかないはずですが、解離性同一性障害ではときどき別の人格が顔を出します。それが交代人格です。

多くの場合、主人格は交代人格の存在を知りません。交代人格同士はお互いや主人格の存在を知っていることが多いのですが、どの範囲まで知っているかは人それぞれです。

この交代人格にはいろいろなタイプがあり、ほとんどの場合で認められるのは、主人格とは別の性別や性格の人格、幼児の人格、まとめ役の教師的な人格、奔放な人格、弱くておびえている人格などです。

主人格は交代人格については知らないのですが、「記憶が途切れている」「自分で買った覚えのない品物が家にある」「友だちから〝こんなメールが来たよ〟と言われたけど覚えてない」などという体験から、「私に何か起きているのではないか」とは思っているケースもあります。

治療が難しい多重人格 今のところ特効薬がない

ここで、私が実際に経験したケースを、個人情報にあたる部分には大きく改変を加えて紹介しましょう。

その人は35歳の女性美容師。独身の一人暮らしで、見た目は清楚でおとなしそうな感じ。周りから「あまりにも情緒不安定だから一度、病院に行ったほうがいい」と言われて受診に来たそうです。

「日によって態度が違う。いつもはまじめなのに、化粧や服装がド派手なことがある」「彼氏がいるはずなのに別の男の話をしていることもある」「かと思うと駄々っ子のようにワガママを言い、お客さまを困らせる日もあった」などと言われるそうですが、本人は「心当たりがなくて」と戸惑うばかり。

本人の話だけを聞いてもラチがあかないので、次の受診のときに彼氏にも来てもらいました。「あなたから見て彼女に問題はありますか」と聞くと、「そのときによってずいぶん違うな、とは思う」と話してくれました。「いつもしっかりしてるのに、少女のように甘えてくる。かと思うと、エッチをしつこく要求してきたり。一度、ケンカの最中に突然、男みたいにバカ野郎、消えろ、と怒鳴られてビックリしたこともあったな……」と。女性はそれを聞き、「私がそんなことを」と、ショックで泣き出してしまいました。

これは解離性同一性障害の可能性があると考え、とりあえず毎週通ってもらい、いろいろ過去の話を聴きました。

すると、子どもの頃、両親は姉や兄ばかりかわいがり、一番下の彼女にはいつもつらくあたっていたようです。母親からは「お前なんていらなかったんだ」と言われ、父は仕事でイヤなことがあるとお酒を飲んで「誰に似てそんなにブスなんだ」とネチネチ絡んできたり、突然「ジャマだ！　あっち行け」と蹴飛ばしたりしてきた、と大変な子ども時代を送ってきたことがわかったのです。

そんな話を聴いていると、彼女は下を向いて泣き始めました。「大丈夫ですか」と声をかけると顔をあげ、「ここは何だ、お前は誰だよ！」とドスのきいた声で話し始めたのです。交代人格の出現です。

解離性同一性障害の診断では、この交代人格と治療者が出会うことが必須です。いくら日常の様子から「そうかな」と思っても、交代人格を認めることができなければ診断はつけられないことになっています。

そして、交代人格が出現したら、その人格が経験したイヤな経験やそれによる心の傷、トラウマについて話を聴くことが治療につながります。

私は、「よく来てくれましたね。いろいろつらい経験をしたのですか」などと話しかけました。するとその男性の声の主は、昔、兄から性的虐待を受けそうになったというような話を切れ切れにしてくれたのです。「あいつ、絶対許せねえ！」と興奮しながら話すその人格に私は、「それは本当につらいことでしたね。でも、あなたがいてくださったから、みんな助かることができました。もう大丈夫ですよ。あなたを傷つける人はいません」と告げました。

交代人格に「あなたは必要な存在だった」とねぎらいの言葉をかけるのも、治療では大切なことです。解離性同一性障害に効果のあるクスリは現在のところありません。そうやって一つ一つの交代人格に出会い、それぞれが抱えるトラウマの話を聴き、ねぎらいの声をかける。解離性同一性障害の治療はそうやって進んでいきます。

もちろんそれは簡単なことではなく、なかなか出てきてくれない人格もあれば、話を聴いているうちに怒り出して収拾がつかなくなり、仕事などにも行けなくなってしまう、ということもしばしばです。解離性同一性障害の治療は、このように困難を極めます。

解離性同一性障害をはじめとする解離性障害の人たちは、その病の自覚があってもなくても、「何だか生きづらい。何とかしたい」とは思っている場合が多いです。だから、「癒されたい」とセラピストの皆さんを訪ねる機会もあるのではないか、と思います。

中には、「あれ、この前いらしたときはもの静かな方だったのに、今日はずいぶんよくしゃべるな」など、いきなり交代人格と出会ってしまうということもあるかもしれません。解離性同一性障害の人たちは特に「この人になら気を許せる」という相手を探していて、信頼できるサロンのセラピストには、本当の自分を見せようとするからです。

「多重人格かも」にセラピストはどう向き合う？

では、「もしかしてこの人、多重人格では」と感じたときにどうすればよいのか。

もちろん、「何とかこの人の人格を一つに統合してあげよう！」と使命感を感じすぎるのは危険です。ビリー・ミリガンのように攻撃的な人格が潜んでいる場合もあるので、「他の人格もいるんでしょう？　出てきてくださいよ」などと安易に呼びかけてもいけません。

ただ、その人はおそらく、子ども時代に虐待などでトラウマを受けており、深く傷ついている可能性が高いのです。それから一生懸命、自分を保ちながら生きてきて、サバイバルのためにいくつもの人格を生み出したのでしょう。

そのことは理解し、人格の話には直接触れなくても、たとえばボディケアの分野だったとしたら「いろいろご苦労もあったのではないですか？　ずいぶん筋肉がこってますよ。今日はそれをほぐしましょうね」などと専門のスキルを生かして声をかけるだけで、主人格だけではなく交代人格たちもホッとするに違いありません。

でも、中には記憶が途切れてしまったり、あまりにも奔放な人格が顔を出しすぎたりするために、サロンの業務に支障を来たすという場面もあるかもしれません。

そのときは「それでもこの人は傷ついているのだから、やさしくしなくては」と無理をしすぎる必要はないのです。「これ以上はこちらではできません」と自分の限界（リミット）をきちんと伝える。これもプロのセラピストとして大切なことです。

　私が若い頃には「多重人格なんて小説の中の話」と言われてきましたが、その後、実際に大勢の患者さんがいることがわかってきました。

　子どもの虐待などが問題になる今、これからもこういった状況を抱えた方がサロンにやって来ることはあるかもしれません。基本は受け入れて、でもリミットはきちんと示すことも忘れない。そしてどうしても対応に困ったときは、たとえばセラピストがアドバイスを受けるためだけに臨床心理士や精神科医のもとを訪

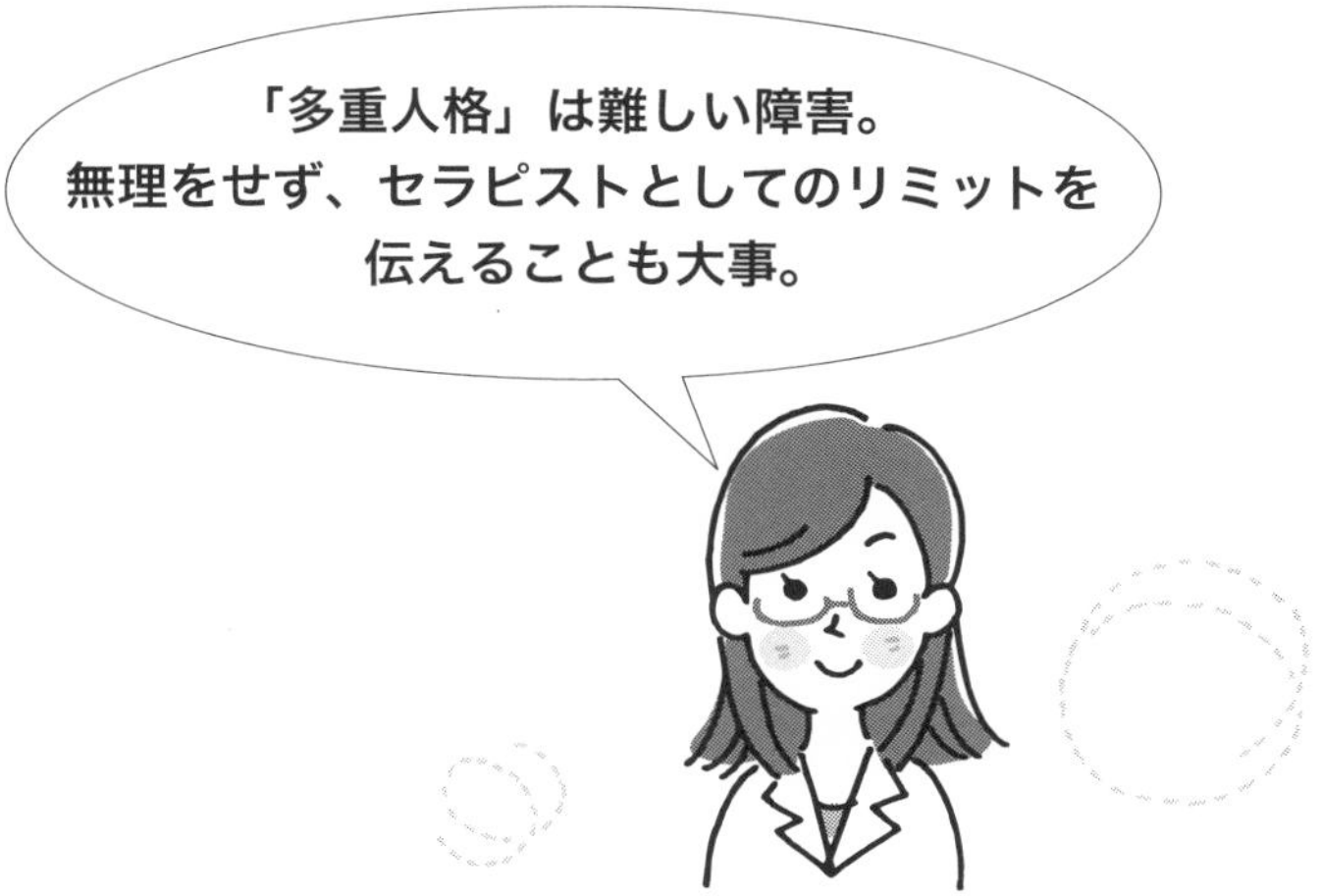
「多重人格」は難しい障害。
無理をせず、セラピストとしてのリミットを
伝えることも大事。

れる、ということがあってもよいと思うのです。

セラピストと医師。お互い力を合わせて、現代人の病ともいえる解離性障害の方々をサポートしていきたいものです。

第7章のまとめ

- 多重人格は珍しくない障害。驚く必要はない。
- 発症の根を理解し、専門スキルを生かせる範囲で受け入れよう。
- 対応に困ったら、臨床心理士や精神科医に相談するという手段も。

第8章

さまざまな不安障害

小さな「不安」は誰もが感じているけれど

「あれ、何かいつもと違って落ち着かない。どうしたんだろう?」「電車に乗ったら何だか心臓がバクバクしてきたよ、これなに?」「やる気はあるのにカラ回りしちゃうな……」

こういうときに感じている感情は「不安」と呼ばれますが、これ自体は誰もが日常的に経験するものです。不安が少しでもあれば異常や病気、ということはありません。でも、この不安は心地よい感情ではないですし、長時間続いたり頻繁に現れたりするようになると、生活にもいろいろな支障が出てきます。そこまでいくとメンタル科では「これは〝病的な不安〟ですね」と言って診断名をつけたり、治療の対象にしたりします。

また、不安そのものはうつ病と直接関係ありませんが、それでも長期間続く不安が

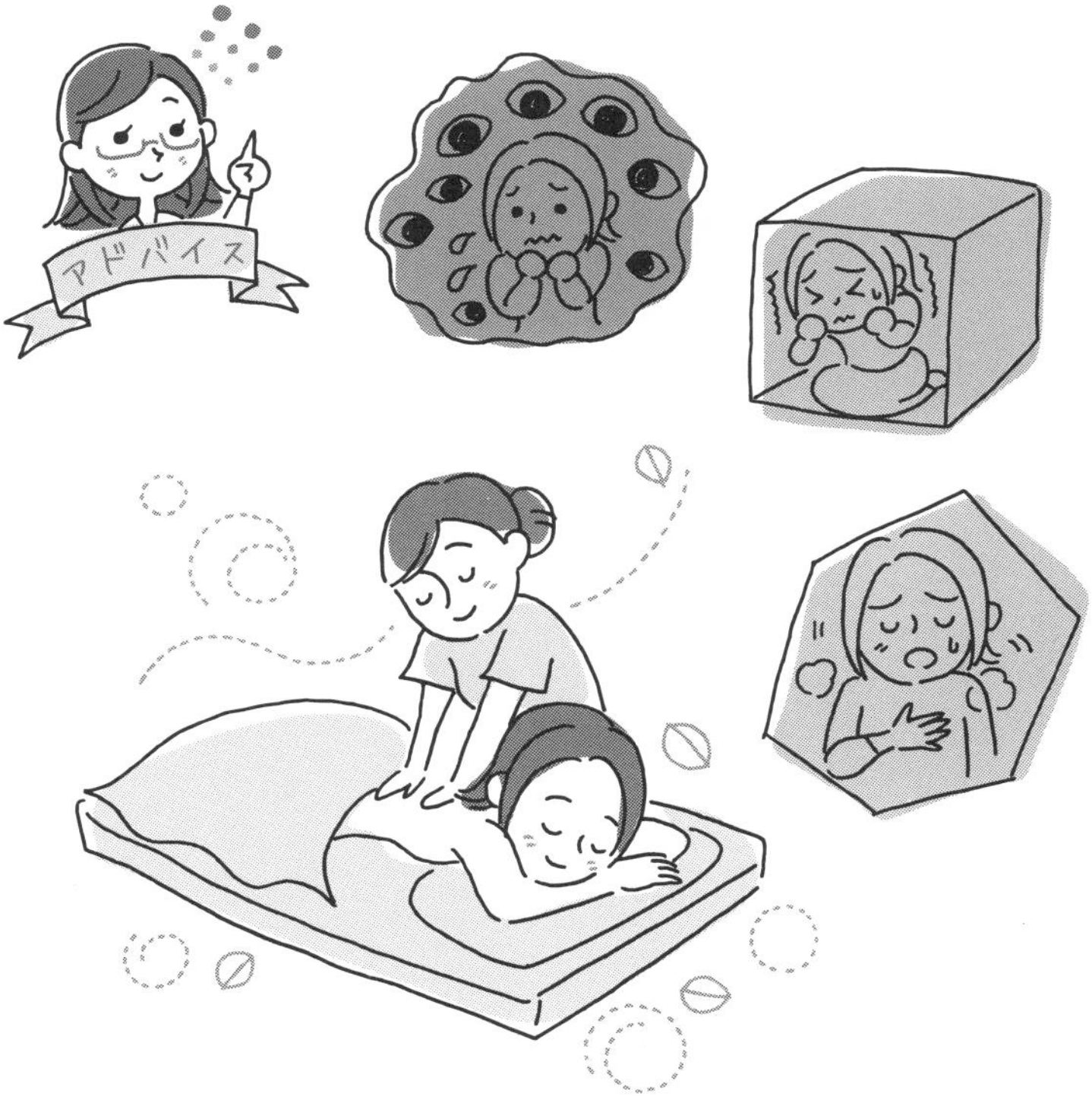
アドバイス

ストレスとなり、うつ病が起きてしまうこともないとはいえません。

そして、この強い不安や消えない不安には、メンタルクリニックとともに、リラックスを生み出す各種セラピーがとても役立つのです。

あなたにも覚えがある？ 実は不安障害は身近なもの

では、「〝病的な不安〟ってどういうもの？」と知りたい人がたくさんいるでしょう。

ここでは具体的なケースを中心に、「不安についてのお話」を進めていきたいと思います。これも私の経験から創作したケースです。

ケース❶ パニック障害（パニック症）

23歳、男性。ミュージシャンとして活躍していたが、ライブでステージに立って歌っているときに、突然、心臓の鼓動が速くなるのを感じた。だんだん息苦しさも出てきたが、「疲れと緊張のせい」と考え、何とかその日は最後までこなした。

次のステージの前、「また心臓がおかしくなったらどうしよう」といやな感じがしていた。そして、3曲目を歌ったところで動悸がしてきた。今回は前回よりも激しく、息が止まりそう、倒れそう、もう死にそうと、大きな恐怖に襲われその場にしゃがみ込み、会場のファンは騒然となった。

他のメンバーに抱えられて舞台を降り、救急車で救急病院に運ばれた。病院に着く頃には動悸、呼吸の苦しさはほとんど落ち着いており、点滴をして帰宅した。

その後はステージがなくても、外出先や家でも同様の発作が起きるように。心配した仕事関係者や友人たちから「心臓の病気かもしれないから循環器センターに行ったほうが」などとアドバイスがあり、何箇所か病院を受診し、さまざまな検査を受けたが、結果は「問題なし」。

途方に暮れているときに、SNSで「あのミュージシャン、パニック（障害）じゃないの」という書き込みを見つけた。「え、オレがメンタル疾患？」と驚きながらもマネージャーに相談し、評判のよいメンタルクリニックをお忍びで受診。医師は本人の話を10分ほど聞いて、「それは典型的なパニック障害ですね。最近はパニック症とも言います」と話した。

ケース❷ 広場恐怖症

29歳、女性。中学、高校と不登校ぎみで友人もほとんどいない。人混みが極端に苦手で、少しでも混んでいる電車には絶対に乗りたくないので、歩きか自転車で行ける所にしか出かけられない。どうしても遠くまで外出しなければならないときは、結婚して別に住んでいる妹に車の運転と付き添いを頼む。

妹と話すときは比較的元気なので、妹は「ちょっと甘えてるんじゃないの。私も忙しいんだから一人で出かけてみれば？」と、あまり理解してくれず、孤独を感じることもある。

あるとき歯が痛くなり、まったくものが食べられなくなった。妹に「歯医者に付き添って」と頼んだが「最近妊娠がわかったから、もう行けない」と言われた。仕方なく一人で出かけたが、歩いて40分ほどかかる道のりの途中、動悸や息苦しさの症状が出てきて、道に座りこんだ。通りかかった人が救急車を呼んでくれ、病院に運ばれた。そこで「熱中症かもしれないが、念のため明日、メンタル科を受診して」といわれ、翌日受診。そこで「広場恐怖症ですね。時間はかかるかもしれないけれど、治療してみませんか」とおだやかそうな精神科医に言われた。

ケース❸ ●社交恐怖症

40歳、女性。もともと人前で話すのは得意ではなかったが、転職した職場で月に一度、朝礼で20人ほどの職員の前でスピーチをしなければならないことがわかった。他の職員が笑いを取ったりアナウンサーのように滑舌よく話すのを見ると、どんどん緊張が高まってきた。

そして、ついにスピーチの日。前から用意して何度もリハーサルをしていたが、司会が「今月入社したフレッシュウーマンのスピーチです」と紹介するのを聞くと、顔が赤くなり膝がガクガクしてきた。スピーチも何度も詰まってしまい、他の職員たちにクスクス笑われているような気がして倒れそうになった。

それから会議で発言を求められたり、職場で上司から「どうかな」などと声をかけられたりしても、顔が赤くなったり声が震えたりするようになってしまった。

さらに、仕事と関係のない外出でも、「職場の人に会ったらどうしよう」などと思うと気が滅入ってきて、途中で帰ってくることも多くなった。

自分がいるだけで職場の雰囲気が悪くなりかねないし、もうこの仕事をやめたいと思い、いつも通っているマッサージの先生に相談したところ、「ここにいらしたときはとてもリラックスしているし、お話もちゃんとできるじゃないですか。それって対人恐怖症だと思いますよ。メンタルの先生のところに行ってみては」というアドバイスを受け、女性の精神科医がいるクリニックを紹介された。

こわごわ受診してみると、「昔でいう対人恐怖症でしょう。今は社会恐怖症とか社交恐怖症と呼ぶんですよ。社交恐怖から広場恐怖になりつつありますが、今なら早めに治ると思います」と言われた。

ケース④●特定の恐怖症

35歳、女性。子どもの頃、家でトイレのドアが開かなくなり、2時間ほど閉じ込められた。親が気づき無事だったが、それ以来、何となく狭い所が苦手だと思っていた。30代になり職場の健診で貧血があることがわかり、内科で「念のために腹部のCTを撮りましょう」ということになった。CT検査を受けるのは初めてで緊張していたが、身体を横たえた台が動き出し狭い筒のような装置に入った際に閉じ込められたときのことがまざまざと思い出され、大きな恐怖を感じた。最初は我慢していたが、「このままでは死ぬ」と思い、「助けて！　出して！」と大声をあげ、検査は中止になった。内科医に「CTが受けられなかった」と告げると、「何とか受けてもらいたいので、メンタル科で相談してみてください」と言われる。

メンタル科に行くと、「いわゆる恐怖症です。まずは頓服のお薬を使えば、CT検査も受けられるはずですよ」とあっさり言われた。精神科医によると、「あなたのように狭い所が苦手という人が一番多いけれど、他に高い所、とがった物、犬や猫、採血や注射、中には異性が怖いという人もいるんですよ」ということだった。

ケース❺●全般性不安障害

53歳、女性。もともと几帳面な性格だが、50代になって更年期による体調変化が出てきたあたりから、「とにかく何もかもが心配」と、いても立ってもいられなくなってきた。

お金のこと、自分や家族の健康、災害が起きるのではという心配などで落ち着かず、悪いほうに考えてはクヨクヨしてしまう。それでも何とか家事はこなしており、好きな韓流ドラマを見ているときだけは、気持ちがやわらぐ。

娘から「お母さんうつ病だよ。病院に行ったほうがいいよ」と言われ、付き添われてメンタルクリニックに行くと、「意欲の低下などはなく、うつ病とは言い切れない。全般性不安障害ですね」という説明だった。

どうでしょう。不安障害に分類されるものについて少し詳しく述べましたが、多くの人が「こういう人、知っている」と気づいたり、「私、ちょっとこれに似ているかも」と思ったはずです。「不安障害って身近なものなんだな」と感じていただけたのではないでしょうか。

「不安」を感じているクライアントにかける言葉は

さまざまなケースがある不安障害ですが、治療法は基本的には共通しています。それは、「必要ならば、自律神経を安定させる薬で症状をラクにする」「〝また起きるのでは〟〝どうせ症状があるから何もかもうまくいかない〟といった思い込みを修正する」、そして「身体をリラックスさせ、呼吸を整える」の三つです。

この3本柱のうち、「神経を安定させる薬」は、私たちメンタル科の専門分野です。この薬の使い方は少しコツが必要で、「飲めばいいというわけではない。でも、必要なときはきちんと使ったほうがいい」という感じです。内科や婦人科など他の科でもこの種の薬の性質を理解し、うまく処方するドクターはいますが、基本はメンタル科にまかせてもらえればと思います。

次の「思い込みの修正」ですが、これは精神科医や臨床心理士などカウンセリングの専門家が行う認知行動療法が基本となります。でも、この療法で大切なのは、「とにかく、〝どうせ〟と悪いほうに考えたり自分を責めたりするクセを直す」ことですから、重症のケースでなければ、マッサージやアロマなどのセラピストも自然にやっているかもしれません。

そして、不安障害で何より大切なのは、パニックが起きたり不安が強くなったりしたときに、「身体をリラックスさせること」です。それには、普段からいろいろな方法で「私の身体はリラックスできる」ということを経験しておくことが必要です。ここはセラピストの得意分野だと思います。

たとえば、普段の施術の中でも、「お身体、だいぶゆるんできましたよ」などと話しかけ、「もしつらくなったときには、こうやってご自分をリラックスさせてあげてくださいね」などと、一言つけ加えてはいかがでしょう。

パニック症では、「頭、顔、首、胸、手足……」と、身体の上のほうから順番に緊張を解いていくリラックス法が指導されますが、実際にパニックになったときに、そんなことを冷静に考え行うことは難しいと思います。

でも、ヨガやマッサージ、アロマなどのトリートメントを受けた経験があれば、パニックになったとき、リラックスの感覚やセラピスト、セラピールームの雰囲気などを思い浮かべるだけで、すーっと身体の力が抜ける、という可能性もあります。パニッ

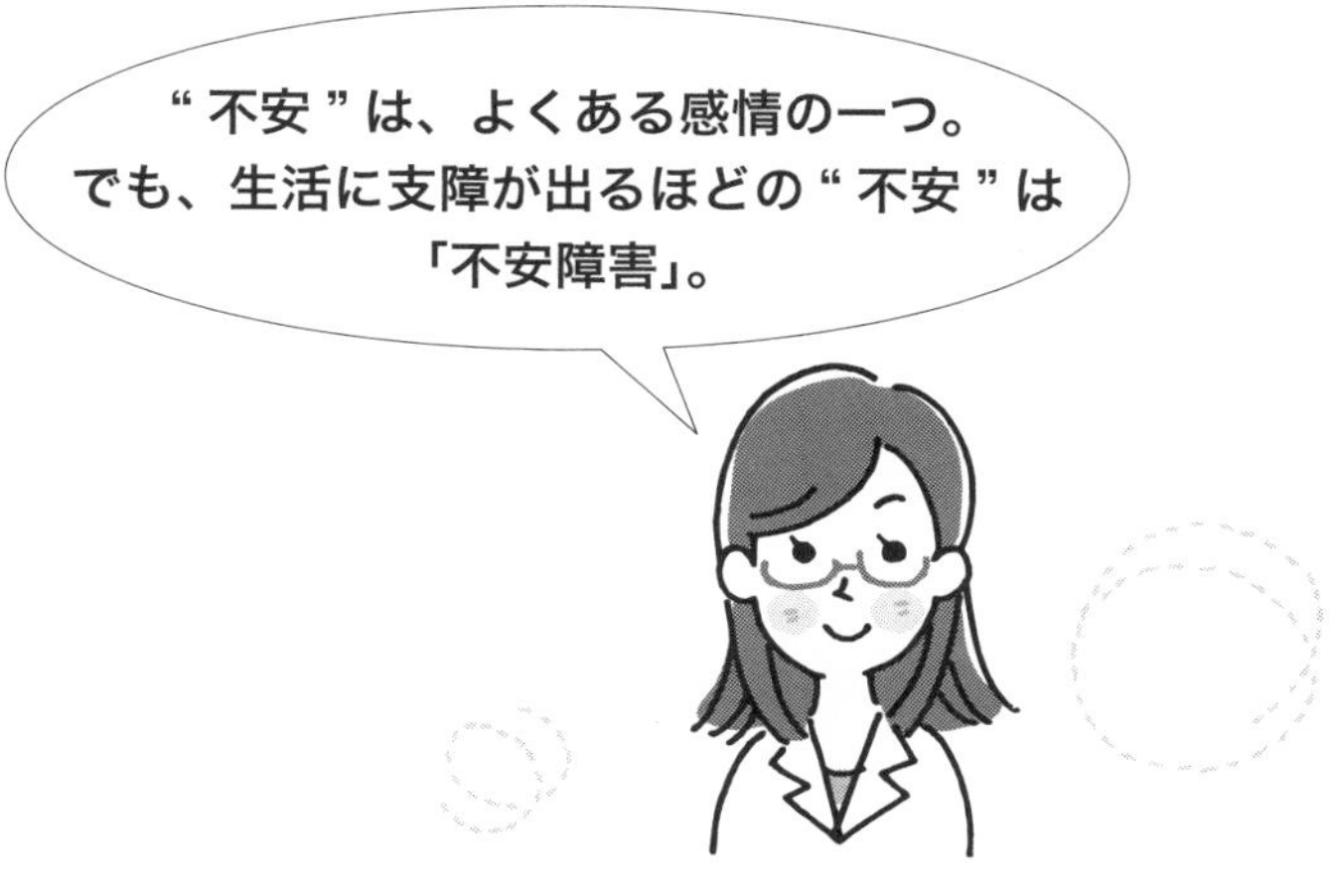
"不安"は、よくある感情の一つ。
でも、生活に支障が出るほどの"不安"は
「不安障害」。

クなどの不安発作に、セラピーがとても有効な効果をもたらすことになるでしょう。

さらに大切なのは、「呼吸法」です。誰もが経験したことがあるでしょうが、不安が少しでもあると、私たちの呼吸は速くなったり浅くなったりします。パニックで息苦しさを感じると、さらに速く「空気を吸わなければ」と、ハアハアとがんばって呼吸をします。しかし、そうすることで体内の酸素が増えすぎてしまって、それが原因で手足のしびれなどの症状にもつながる、という悪循環が起きてしまいます。

これを抑えるには、「ゆっくりした腹式呼吸」が必要です。多くのセラピストが施術の際に、「おなかを膨らませるように息を吸ってください。吸ったら口から全部吐きましょう」などといったガイドを行っているのではないでしょうか。この際、「吐くときに、イヤな気分も忘れたいできごとも、全部出してしまいましょう」などとアドバイスすることもあるでしょう。

ちなみに、私が経験したセラピーの中で〝これはいいな〟と思ったのは、「ゆっくりおなかで呼吸していても、悩みや心配ごとが頭に浮かぶとまた浅い呼吸になります。そういうときはいったん考えるのをやめて、またおなかの膨らみに気持ちを戻しましょう」というアドバイスでした。

こういったゆっくりとした呼吸を繰り返すことで、きっとそのときの強い不安やパニックは、少しずつ波が引くように消えていくと思います。

「よくあること」と伝えてまず、安心してもらう

セラピーのときに、ここでお話ししたような不安やパニックについてクライアントが話をし始めたら、まず伝えていただきたいのは「それって、よくあることのようですよ」ということと、「ご自分の身体を整えていけば、きれいに克服できますよ」ということ。

そして、「メンタルの先生も、治し方の相談に乗ってくれるようです」と、情報を与えていただければ最高です。

誰もが経験する「不安」や「心配」。それぞれのアドバイスによって、多くの方がそのつど上手に手放しできるようになるといいですね。

第8章のまとめ

● 「身体のリラックス」と「呼吸を整える」セラピーは、不安のケアにとても有効。
● 不安を語る方には「よくあることのようですよ」と伝え、安心してもらう。
● 「不安障害かな」と感じたら、メンタル科での相談を自然に促してみる。

第9章

〝眠れない〟のは何のせい？

「不眠症」には いくつかの種類があります

赤ちゃんは、誰にも何も教えられていなくても、スヤスヤと気持ちよく眠ることができます。「不眠症の赤ちゃん」なんて聞いたことがないはずです。

ところが、ある年齢になると「眠れない＝不眠症」という問題が出てきます。この「不眠症」には、大きく分けて次のような種類があります。

❶入眠障害

夜になってもちっとも眠くならない。いったん眠気が出てベッドに入るが、そうすると今度は目がさえてなかなか寝つけない。

❷熟眠障害

夜中に何度も目が覚める。いったん目が覚めてまた目をつぶると、眠っているのか起きているのかわからない状態になる。結局、朝になっても眠った気がしない。

❸早朝覚醒

予定の起床時間よりだいぶ早く目が覚めてしまう。スッキリと目覚めすぐに活動できるならまだよいが、気持ちも重く、なかなか寝床から離れられない。かといって再度眠ることもでき

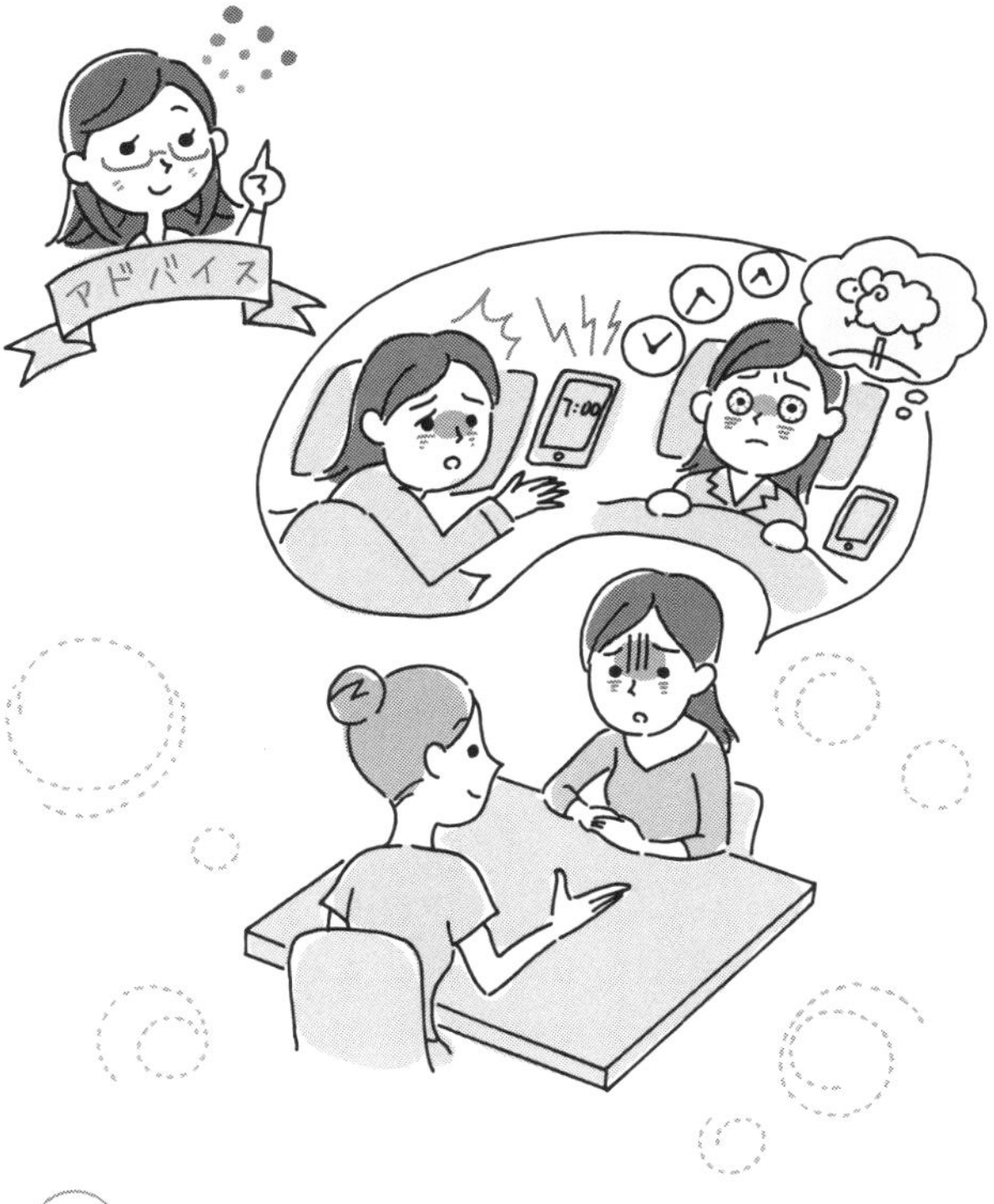

ず、疲れを感じながら起きることになる。

❹ 睡眠相の乱れ

①～③のような不眠があり、日中とても眠くなってしまう。あるいは朝方になってからようやく眠りにつき、仕事や学校の時間に起きられない。夜になるとようやく目がさえてくるが、今度は眠れない。「昼夜逆転」の状態。

この中で一番多いのは、やはり何といっても①の入眠障害です。

日中は仕事や家事に追われても、夜には「あーようやく眠れる時間だ」とほっとし

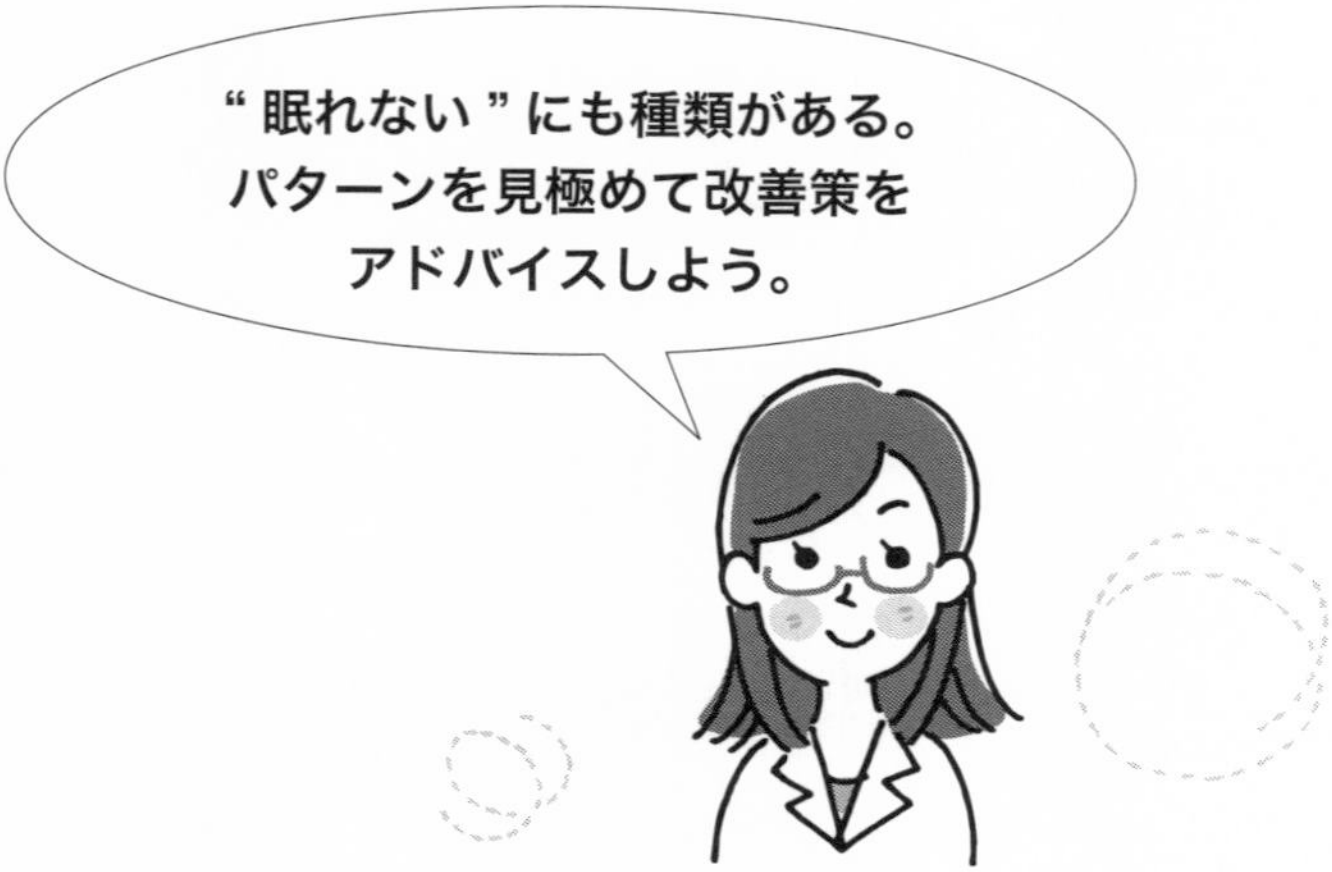

“眠れない”にも種類がある。
パターンを見極めて改善策を
アドバイスしよう。

た気持ちで布団に潜り込む人もいると思います。

でも、夜になる度に「今夜こそ眠れるだろうか。また寝つけなかったらどうしよう……」と心配する人も少なくないのです。この人たちにとって、夜は恐怖そのもの。中には、外が暗くなるだけで「今夜も暗闇で眠れない時間を過ごすのか」と、気持ちが落ち込んでくる人もいます。

眠れないのは「睡眠」を意識しすぎるから

私は、研修医の頃に指導を受けた教授から、おもしろい話を聞きました。

「よく、〝寝られなくて死んだ人はいない。身体が睡眠を欲すれば眠れるはず〟と言います。確かに、誰でも自然に眠れるように身体はできているんです。では、どうして眠れないのか。それは、〝眠れなかったらどうしよう〟と心配して睡眠に意識を集中しすぎるから。睡眠は、そこから目をそらしていれば自然に訪れるし、〝早く来ないか、早く来ないか〟と注目しているうちはやって来ない。まさに鳩のようなものなんですよ」

私は「なるほど」と思い、それから自分でも患者さんに「すんなり眠るには、睡眠のことを考えないようにすることが必要です。眠りは鳩のようなもので……」と、この話をしてきました。

とはいえ、いくら「眠りたかったら睡眠のことを忘れなさい」と言っても、パジャマを着てベッドに入っているわけですから、睡眠について完全に考えないようにするのは不可能でしょう。

昔、眠れないときは「羊が一匹、羊が二匹……」と、柵を飛び越える羊を思い浮かべながらその数を数えなさい、という教えがありましたが、あれも「睡眠のことを忘れ、羊の数に気を向ける」という方法です。

ただあまりに単調なため、羊の数を数えながらもつい「で、いつになったら眠れるんだろう」とまた睡眠のことも考えてしまう。そうなりかねません。

実は近年、カナダの脳科学者が「脳内シャッフル法」という画期的な入眠法を提唱しました。これは「羊が一匹」をさらに高度にした方法。私も患者さんにおすすめして、かなりの手ごたえを感じています。

次にそのやり方を解説するので、セラピストの皆さんも「眠れなくて」というクライアントがいたら、ぜひ指導してあげてください。

「脳内シャッフル法」手順

❶ 何でもいいから単語を一つ思い浮かべる。たとえば「セラピスト」。

❷ その単語のそれぞれの文字から始まる他の単語を連想し、必ずその絵や画像も頭に思い浮かべる。「セラピスト」の場合、最初の文字は「セ」だから、それで始まる単語は「セミ」。そのときに写真、イラスト、何でもよいので「セミ」の画像も思い浮かべる。これがポイント。

❸ それをどんどん行っていく。「世界」「背中」「セリーグ」など、あまり考えず「セ」がつく単語を、絵や画像とともに思い浮かべる。

❹ 「セ」でもう出なくなったら、次は「セラピスト」の「ラ」に移る。同じように「ピ」がつく単語、「ス」がつく単語、と思い浮かべていく。

これだけです。コツは、とにかく「単語の内容にいっさいこだわらない」「一緒に絵を思い浮かべる」の二つ。

「そんなデタラメな」と思うかもしれませんが、こうやって脳の単語や映像に関する部分だけを機械的に使うことで、「明日の仕事イヤだな。あのウルサい上司にどう対応すれば……」などと考え込んでしまう部分は活動を停止します。実は、その部分は脳の前頭葉と呼ばれる所で「人間を人間らしく」している重要な場所なのですが、眠りに落ちるときには、そこはちょっとおとなしくしてもらわなければならない。そのための「絵付き単語連想」なわけです。

しりとりみたいなことをして画像まで思い浮かべていたら、かえって眠れなくなりそうと思うかもしれませんが、これが不思議。「セラピスト」ならおそらく「セ、ラ、ピ、ス」あたりまで単語連想が進む頃には、知らないうちに眠りの世界に入っているはず。

「そうか、眠りのためには、高度な思考や感情の基地である前頭葉をおとなしくさせればいいんだ」とわかったのは、私にとっても大発見でした。

“良い睡眠”の妨げを一つずつなくしていく

もう一つ良い睡眠に大切なのは、「睡眠環境」です。

皆さんは、ホテルや旅館でいつもよりぐっすり眠れたという経験、ありませんか？

これは旅のリラックス感がそうさせただけではなく、ホテルや旅館のシンプルで清潔な環境が良い眠りをもたらしたのでしょう。〝眠ってしまえばどこでも同じ〟ではないのです。

とはいえ、寝室をホテル並みに整えるのはほぼ不可能。ならば、せめてベッド周りだけは整頓しましょう。横になったときに目に入る所には物を置かないくらいのことで構いません。「さて、寝るか」とベッドに入ったら、脱いだ洋服が山と積まれた様子が目に入った……という具合では、良い眠りもやって来ません。また、寝室で落ち着くアロマを楽しむのもいいかもしれませんね。

そして、意外に睡眠の妨げになっているのが、〝夕食以降のカフェイン〟です。コーヒーのカフェインは誰もが知る所ですが、紅茶やコーラ、日本茶、チョコレート、そして栄養ドリンク、エナジードリンクにも含まれているので、注意が必要です。

セラピーの後に出すお茶には、カフェインが入っていないものを選びますよね。リラックスのためのセラピーですから、たとえ昼間にいらっしゃるクライアントでも、ノンカフェインのハーブティーや白湯を出したいところです。

私自身は、カフェインを摂るのは昼食後までと決めていて、それ以降は極力、水を摂るようにしています。

さらにこれが一番の誤解なのですが、「眠れないからブランデーを一杯」等とアルコールを摂取するのは、睡眠にとって百害あって一利なし。特にお酒に弱い人は、少しのお酒で眠気を感じるのは確かですが、アルコールは必ず体内で代謝され、酔いは醒めていきます。そのときに睡眠が一気に浅くなり、ひどいときには夜中に目が覚めてしまいます。

また、喉が乾いて目が覚める人もいるでしょう。いったんアルコールが抜けて目が覚めると、今度はなかなか寝つけなくなることもあります。また、目覚めないまでもお酒の力で寝ると、睡眠の質が変化してしまい、悪夢を見る確率も上がるのです。

私は患者さんには、「夕食の際にお酒を少し楽しむのはよいけれど、必ず醒ましてから寝てください」と伝えています。「お酒の勢いで眠るのはおすすめできません」ということです。

逆に、空腹すぎるのはいけません。最近は糖質制限ダイエットが大流行りですが、良い睡眠のためにはほんの少量、炭水化物が胃に入っているとよいことがわかっています。

とはいえ、「糖質じゃなければ何を食べてもいいんだ」とから揚げをおなかに詰め込んでベッドに入るというのではなく、質のよいクッキーをひとかけら、ホットミルクかハーブティー少々とともにいただいてから、パジャマに着替える……というのはいかがでしょう。

〝それでも眠れない〟というクライアントへの対応

これらの「脳内シャッフル法」や「睡眠環境の改善」で、入眠障害の多くは改善するはずです。

でも、それでもいっこうに眠りが来ない頑固な不眠症状を訴えるクライアントには、メンタル科の医師から睡眠導入剤の処方を受けることを提案してみてください。

睡眠導入剤の開発は日進月歩で、今私たちが主に出す「非ベンゾジアゼピン系睡眠薬」といわれるグループの薬は、依存性や翌日の眠気もほとんどなく、「飲んだか飲まなかったかわからない位の自然な眠り」が得られる優れた薬剤だと思います。これは処方箋が必要な薬で、安全とはいえ、医師の指導のもとでの服用を強くおすすめします。

本章の冒頭で、睡眠障害には他に、②熟眠障害や③早朝覚醒というのもあるとお話ししましたが、これらは主にうつ病の際の特徴的な不眠のパターンです。また、更年期障害など体調の変調でもこのタイプの睡眠障害が出ることがあります。

熟眠障害はそれ単独で出ることは少なく、ほとんどの場合、その背景に「何かがある」のです。もし、こういった不眠が続く場合は、メンタル科で「この不眠の背景にあるのは何か」をきちんと探ってもらったほうがよいと思います。

寝ても覚めてもスマホ？現代人に多い不眠症とは

そして、今大きな問題になっているのは、④の「睡眠相の乱れ」です。スマホやタブレットが普及し、ベッドの中でもゲームやSNSをする人が増えてから、目立って多くなりました。

この人たちはとても夜更かしをするか、いったん寝ても夜中に目覚めてすぐオンラインにつなぎ、誰かと会話したりゲームでモンスターを倒したりするわけです。脳も身体も「あれ、今って昼？　夜？」と混乱するのは当然です。

そうやって夜中に何度も起きてネットにアクセスする人は、当たり前ですが睡眠不足になりますから、日中に強い眠気に襲われます。特に東京などの大都市では電車で熟睡している若い人が多いように思いますが、私は「この人たちはきっと夜中の1時、2時までSNSやゲームの中にいるのかも」と感じています。

もちろんそれでも仕事や勉強等に支障がなければよいのですが、中には「朝起きられなくて遅刻ばかり」「会議でいつも居眠りをして上司に怒られる」という人もいます。いくらＩＴが発達した世の中になっても、人間の基本は「夜はしっかり眠り、昼はしっかり起きて活動」なのではないでしょうか。人間は、都合よく電源をオンにしたりオフにしたりできる機械ではなく生きものだということを、セラピストならクライアントにしっかり伝えてあげてほしいと思います。

実は、この「睡眠相の乱れ」に陥った人を治療するのは、とても難しいのです。睡眠日誌をつけてもらったり、「ベッドにスマホは持ち込まない」という約束をしてもらったりするのですが、「どうしても気になって夜中にＬＩＮＥをチェックしてしまう」という状況から簡単には抜け出せません。

ある人に「とにかくいったんベッドに入ったら、スマホは朝まで見ないで」と伝えましたが、「スマホのアラームで朝起きるので無理」と反論されたことがありました。こういう人も多いようですが、大事なのは片時もスマホを手放せない状況を変えること。このような場合は、アラームはスマホではなく、ぜひ「目覚まし時計」を使うように提案してあげてください。

最後に、「睡眠時間」について。「ナポレオンは3時間しか眠らなかった」などという言葉を聞きますが、私はやはり「最低6時間半」の睡眠は毎日確保してもらいたいと思います。個人差はありますが、「6時間より少なくて平気」という人はごくごくまれです。どんなに科学が発展しても、「1日7時間はベッドの中でゆっくり眠る」という基本は変わりません。

第9章のまとめ

- **クライアントの「不眠症」は、どのパターン?**
- **〝睡眠〟から意識をそらす、また、睡眠の妨げになっていることをなくしてみる。**
- **今は優れた薬も。〝改善しない不眠〟には、ぜひ医師への相談をすすめよう。**

第10章

セラピーと医療のより良い関係とは？

セラピーと医療の関係は阪神と巨人のようなもの

さまざまなセラピーと医療の理想的な関係。それはやっぱり、「お互いが補い合い、ともに支え合う」という相補的なものだと思います。

ただ、利用者（お客さま、患者さん）は一人の人間です。一人の人間がセラピーと医療を「双方で補い合ってもらいながら、両方をバランス良く利用する」というのは、とても難しいのです。

たとえばあなたが、プロ野球の阪神タイガースのファンだったとします。頭では「ジャイアンツのような球団もあるから、タイガースの個性が光るのだ」とわかっている。つまり、タイガースとジャイアンツは相補的な関係です。とはいえ、「じゃ、タイガースとジャイアンツ、両方をバランスよく応援しましょう」というのは難しいですよね。

さらに、タイガース熱が高まると、「ジャイアンツなんて本当にひどい球団だ。プライドが高そうだしファンからの距離も遠いし」と実際以上に片方が悪く見えてしまいます。

利用者にとっては、セラピーと医療も同じだと思うのです。「バランス良く双方を利用する」という人はむしろ少なくて、「私はセラピー派」という人は「医療なんて信用できない」と言ったり、逆に「何といっても医療」という人は「セラピーって科学的根拠がないんでしょ?」と批判したり。とかく極端にどちらか一方を〝ひいき〞し、別の一方を悪く言うようになりがちです。

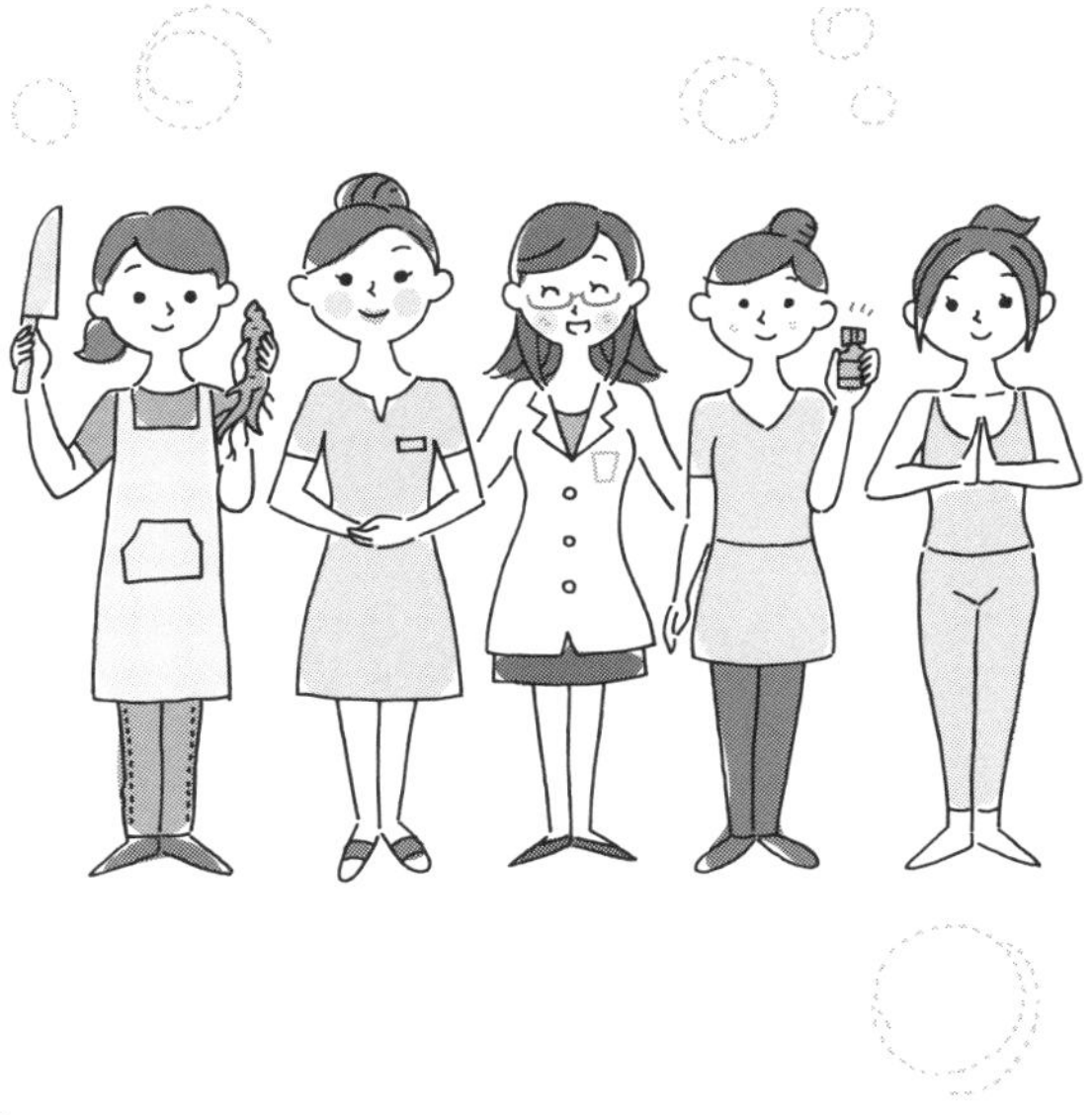

それを防ぐためには、せめて医療や施術を行う医者あるいはセラピストが、もう一方のこともよく知り、「そうか、自分ができないことを向こうはやっているんだ」と理解したいものです。そして、自分の限界も知って、ときには「あなたは医療じゃなくてセラピーを受けに行ったほうがいいですよ」「セラピーではなくてクリニックで医療を受けてください」とすすめることが必要です。

しかし、現在のところ、残念ながらセラピーと医療の関係はあまりよいものとは言えません。その理由の一つは、今の医療があまりに「エビデンス中心主義」に偏りすぎているから、だと思います。「エビデンスのないものはすべてダメ」と思っているのです。

この「エビデンス」を辞書で引くと「証拠」という言葉が一番先に出てくると思いますが、医療の世界で言うエビデンスとは、「ある治療法がその病気や症状に対して、確実に効果があることを示す科学的根拠、裏付けとなる調査結果などのデータ」を意味します。

このエビデンス、つまりデータや科学的な根拠に基づいた治療は、ＥＢＭ(Evidence

Based Medicine、エビデンスに基づいた医療）と呼ばれていて、医療の世界の流行語のようになっています。そして、「EBMでないものは医療にあらず」という雰囲気さえ生まれています。これが大きな問題だと、私は思っているのです。

心の問題にエビデンスやデータは有効か？

もちろん、医者が何の根拠もない治療を勝手にする、というのは危険です。たとえばあなたが寒気、高熱、関節の痛みを感じて、「インフルエンザかな」と内科を受診したとしましょう。そこで医者が、「まだ広く知られていないのですが、私が開発したこのドリンクを飲めば治ります」とおかしな液体をくれたとしたらどうですか。「まだ広まっていないものを私に出すなんて」と不安を感じ、「この医者、信用できない」と思うのではないでしょうか。

それよりもきちんと検査をして、「あ、インフルエンザのB型ですね。今年はB型が流行ってるんですよ。B型には抗ウィルス剤のうち、XじゃなくYが効くというデータがあるので、出しましょう」と言ってくれる医者のほうを信用するはずです。これがEBMです。

ところが、私がやっている精神医療、つまり心の問題にまでEBMを求めると、とたんに不確かなことになってきます。うつ病の薬や治療法にはそれぞれが「どれくらいの人に効いたか」といった調査データやその科学的根拠がありますが、効果の出方が予想通りにいかないことも多いのです。

たとえば、同じ抗うつ剤でも、Aさんには抜群の効果があり、Bさんにはほとんど効かない、ということはよくあります。AさんもBさんも同じような症状であっても、です。

血圧を下げる薬ならそんなことはないでしょう。AさんでもBさんでも、その薬を飲んだら血圧がこれくらい下がる、というのはデータからだいたいわかります。

さらに、西洋医学の薬はほとんど効かず、カウンセリングや漢方薬がものすごい効果を見せる、というケースもあります。でも逆に、カウンセリングでは全然ダメ、やっぱり薬が一番よかった、ということもあるのです。

私は30年以上、精神科医の仕事をやっていますが、「心の医療の効果は、一つ一つ試してみなければわからない」とつくづく思います。EBMが通用しない世界なのです。

そこで必要になるのが、皆さんがやっているさまざまなセラピーです。

アロマ、ヨガ、マッサージ、ヒーリング音楽や薬膳。これらは、医療が追求するようなエビデンスにはそれほどこだわっていないと思います。それどころか、サロンのホームページには「効果は個人によって違います」といった注意が書かれていることさえよくあります。多くのデータを集めて「何割の人に効果的」といった数字でのエビデンスがあるわけではありませんよ、個人個人によって効果が違います、と言っているわけです。

エビデンスを大切にはしているけれど、その通りにはいかないのが精神医療。そこで「なかなか良くならないな」と不安を感じている人にとっては、「効果が人によって違うのは当たり前。もしウチのやり方が合っていると思ったら、どうぞいらしてください」と呼びかけるセラピーで、気持ちがラクになることも多いのです。

私の患者さんで、統合失調症という診断名で長年、通院している女性がいます。今のところ服薬で症状は落ち着いているのですが、ときどき体調が変動したり不安感から落ち着きがなくなったりします。同じ薬を飲んでいれば一定の調子が保たれるはずなのに、そこは科学的に説明がつかない変動が起きるのです。

そんなとき彼女は、アロマとエステを組み合わせたサロンに駆け込みます。そこでは彼女をよく知るセラピストが、彼女の顔色やお肌の具合を目や手で確かめながら、「頭の筋肉が緊張していますね。今日はヘッドマッサージをメインにしましょうか」とオーダーメイドのセラピーをしてくれるのです。

「変化や調子の波は当たり前、それも含めてあなたなのですよ、と言われるとほっとします」と彼女は診察室で語っています。

多くの症例データから導いたエビデンスにこだわらず、あくまで一人一人と向き合う。それがセラピーの一番の良さだと思います。

なので、私は診察室で「セラピーを受けたい」と言う患者さんに対して、「やめなさい」とは言いません。ただ、「施術と医療、しばらくの間、どちらも受けてみませんか」とは言います。特に、本書でも紹介した統合失調症の場合は、服薬の中断は明らかに症状の再発を招きます。

まれに、「この施術を受けてクスリを飲まなくてもよくなった人もいます」などとうたっているセラピーを見つけ、患者さんがすがるように駆け込むと、セラピストから「クスリはこわいものです。人生を破壊されます」などと脅かされた、といった話を聴くことがあります。

そういうところに行くと、患者さんは「これで救われる」という安心感から、一度は本当に症状が軽くなる場合も少なくありません。いわゆるプラシーボ（偽薬）効果です。

しかし、それは長続きせず、3か月、半年経つとまた幻覚、妄想などさまざまな症状が出てきます。そこで「やっぱりクリニックにも行ったほうがいいですね」とアドバイスしてくれるセラピストは、本当に信頼できる人だと思うのですが、中には「それは施術が足りないからです。これまで週に2回でしたが、これからは4回来てください」などとすすめる人もいるようです。もちろんお金もかかります。そういう人がどうなるか……ここで言うまでもないでしょう。

私もこれまで、「医療を中断してセラピーに通い、結局、悪化したけれどそれでも通い続け、どうにもならなくなって3年ぶりに受診に来た」といった患者さんを、何人か診たことがありました。

そのセラピー自体が悪いわけではないのですが、セラピストが「いきなり医療を中断しないで、しばらくは並行して受けてみませんか」などと言ってくれたら、と思いました。

もちろん、私たち医者も、もっと自分がやっていることに対して謙虚になるべきです。「アロマ？　そんなの効くわけないだろう」とバカにしたようなことを言う医者は、それだけで信頼できません。

生き方や価値観を重視する「人生モデル」の医療

先日、医者の会合で東大精神科の教授の講演をきく機会がありました。すぐれた科学的研究によって、若くして教授にまでなったそのドクターは、精神医療で必要なのはただの科学的な医療ではなくて、「生活と人生の統合的支援」なのだと気づいた、と話しました。

これまでは「その人はどういう病気で、症状は何か」ということを中心とした「医学モデル」で患者さんを診ていたけれど、今は「生き方や価値観はどうか。病気であってもどれくらい人間として成長しているか」という「人生モデル」で接するようにしているそうです。

私は「これぞまさにセラピストがやっていることだ。こんな医学の世界のエリートが、結局はセラピーと同じ考えに行き着くんだなあ」と感慨深くその話を聴きました。

東大精神科では、「人生モデル」で患者さんに接するためにも経験者の存在は欠かせない、ということで、心の病気を経験した人をスタッフとして雇っているそうです。

現在、精神医療の現場には、身体はどこも悪くないのに食事が摂れない、摂ろうとしない摂食障害、病気ではないが考え方や行動に著しい偏りのあるパーソナリティ障害、一つの身体にいくつもの人格が潜んでいる解離性同一性障害、脳の発達のバランスが崩れていると考えられる発達障害など、ＥＢＭだけではとても説明できない、治療もできないような人たちが次々に訪れています。

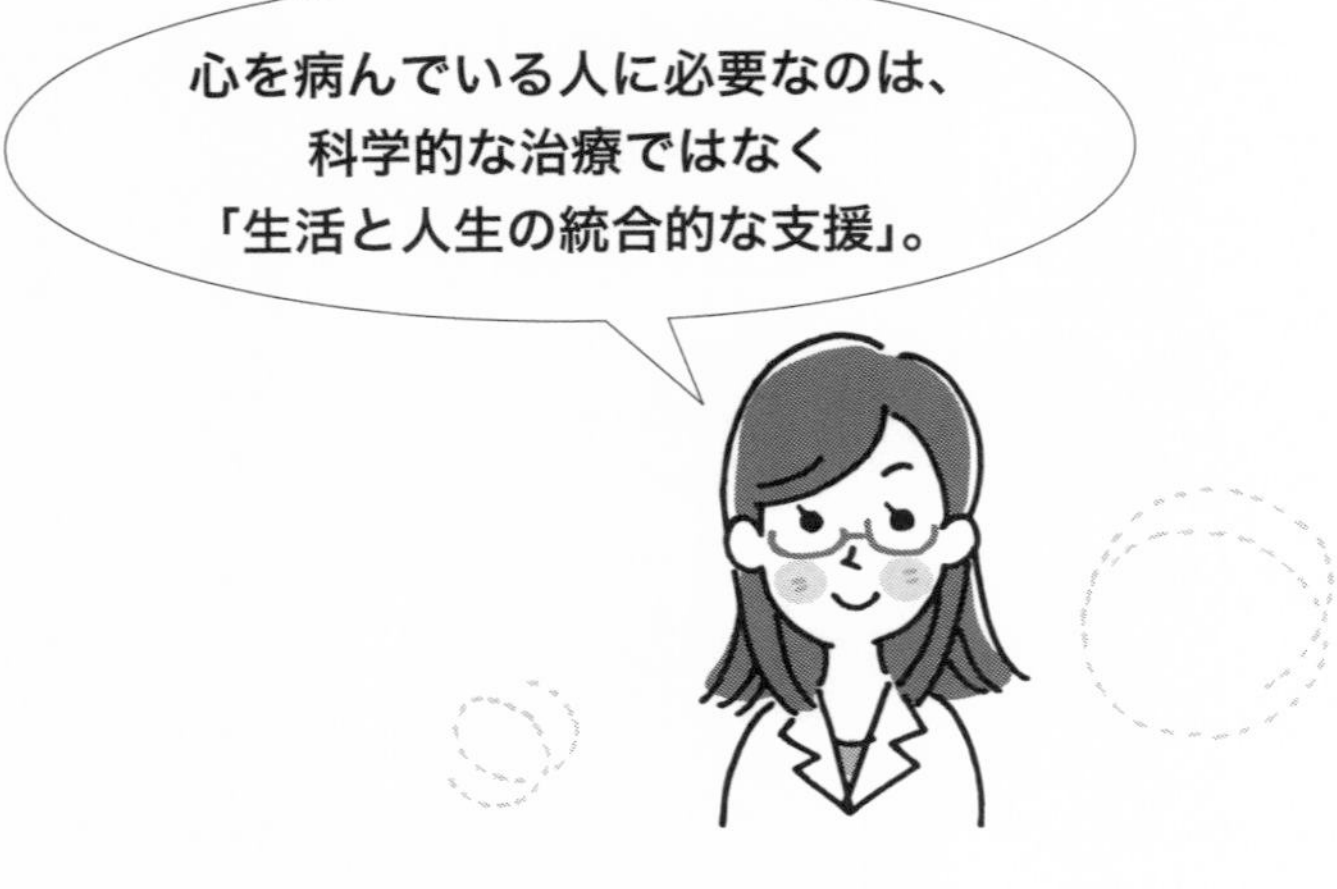
心を病んでいる人に必要なのは、
科学的な治療ではなく
「生活と人生の統合的な支援」。

その人たちを「医学モデル」ではなくて「人生モデル」で診て、「どんな人生を歩んでいるのか。これからどうしたいか。愛してくれる人はいるか」といった統合的な観点からその人を考え、一人一人のニーズに合ったケアをするという姿勢が、医療にも必要になってているのです。

そう考えれば、これからセラピーと医療はお互いをライバルと考えて否定し合うのではなく、協力し合い、補い合って、利用者の〝人生の幸せ〟をプランニングしていくことが求められるはずです。「精神医療は患者さんをクスリ漬けにするから危険」「ヨガの癒しなんてただの気の持ちようだ」と批判し合っている場合ではありません。

ストレスから解放される心のストレッチ

最後に、私自身はセラピーとどういう関係を持っているかを紹介したいと思います。私はＥＢＭの大切さをたたき込まれてきた標準的な医者なので、セラピーに接するたびに「それって根拠があるのか？」と気になってしまう性質です。

身体を鍛える必要があるとは思っているので、ときどきストレッチなどの教室に行くのですが、「この筋肉をほぐすとリンパの流れがよくなってむくみが取れます」などと指導者が言うたびに、「リンパの流れは重力で自然に起きるものであって、筋肉をほぐしたりマッサージを受けたりすることで変わるわけではないのでは？」などとツッコミを入れたくなるのです。

でも、そうやってカリカリすること自体、とてもストレスとなって、せっかくのストレッチでもいい気分になれないことがわかりました。

それに気づいてからは「人間ってイメージすることでストレスから解放される。それもときには必要なことだ」と思い、「がんばってこの筋肉を伸ばせば、リンパ液がサラサラと流れ出して身体がスッキリ」というイメージを頭に描き、〝心のストレッチ〟もしています。

そこで「絶対、リンパの流れは変わらない」と思う必要もなければ、「絶対にリンパが流れてむくみや冷えが治る」と思う必要もない。ぼんやりと「何となく調子よくなったな。気持ちいいな」と思えればそれでいいのではないでしょうか。

人間の心と身体はとても不思議なものです。「絶対効く、絶対治る」という治療やセラピーもなければ、「絶対に悪」というものも少ない（明らかなインチキは別です）。

私はこれからも、自分がやっている医療という仕事を大切にしながら、いつも「医療の限界は何かな？　どこでセラピーの力を借りなければならないかな？」と自分に問いながら、診察室にやって来てくれる患者さんの「人生モデル」にとって、一番役に立つことを考えていきたいと思います。

セラピストの皆さんも、ぜひ「自分にできること、他の専門家におまかせしたほうがいいこと」を一度、整理してみることをおすすめします。

誰にとっても一度きりの人生。それが少しでも実り多く、苦痛の少ない快適なものになるように、セラピーと医療はこれからも手を取り合っていきたい。そう願っています。

第10章のまとめ

- エビデンスは精神医療の世界では不確かなもの。
- 「医学モデル」ではなく、一人一人の生き方や価値観を重視する「人生モデル」で、クライアント・患者さんに接する。
- 自分にできることと限界を知ろう。

コロナ禍における心のケアと新しいビジネスの作り方

特別対談

本書の最後は、心理カウンセラー・浮世満理子さんとの対談です。
コロナ禍に出会ったクライアントへの接し方から、これからのセラピストに望むこと、さらには新しいビジネススタイルの作り方まで、語り合います。

取材・文：岡田光津子

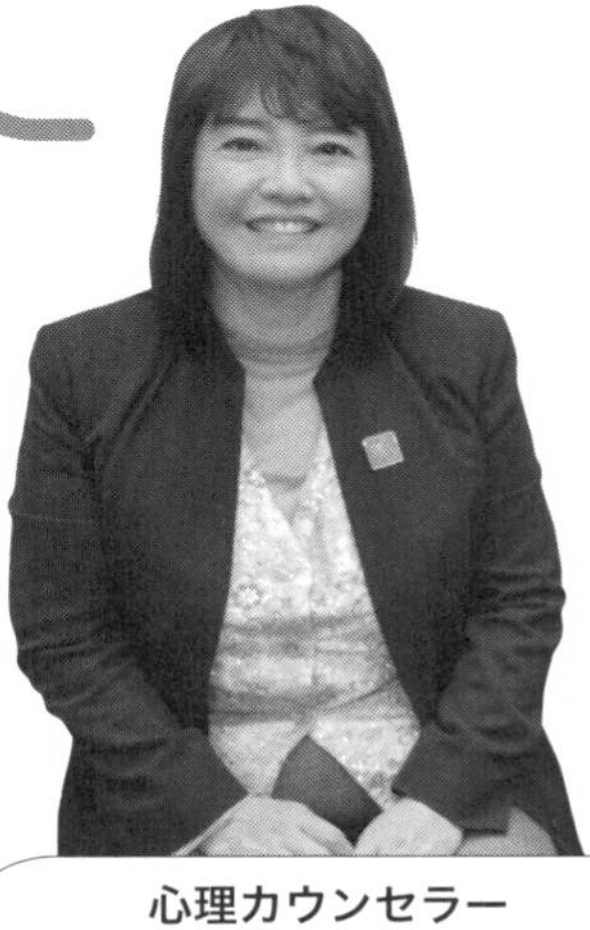

心理カウンセラー
浮世満理子

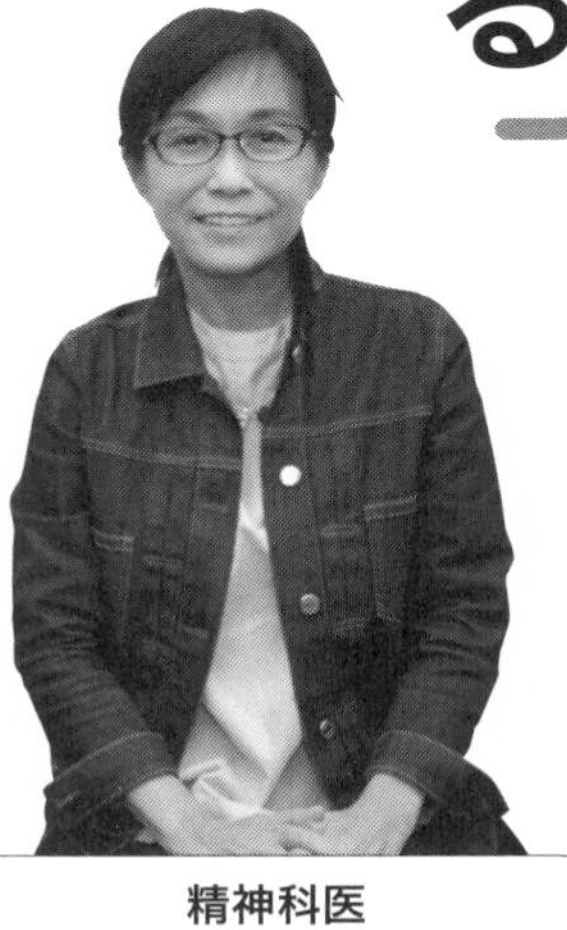

精神科医
香山リカ

うきよまりこ●アイディアヒューマンサポートアカデミー学院長。20代でメンタル不調になったことをきっかけに、渡米。心理カウンセラーとしての実践を積む。心理カウンセラー業界団体一般社団法人全国心理業連合会（全心連）代表理事。スポーツ選手や芸能人・経営者など幅広いカウンセリングやメンタルトレーニングを行う。著書に『こ・こ・ろカウンセラー 浮世満理子の日々』（BABジャパン刊）等がある。

刻々と変化するコロナへの不安を受け止めながら

——お二人は「新型コロナウイルス感染症関連SNS心の相談」（厚生労働省）にて、チャット形式のカウンセリングに携わっていらっしゃいましたが、実際にどのような相談が多かったのでしょうか。

浮世　新型コロナウイルス感染症（以下、コロナ）に対する人々の心の状態は、刻々と変わっていき、序盤、中盤、終盤と相談内容も一気に変わりました。序盤は「コロナに感染したかもしれない」という不安が多く、中盤には芸能人や著名人がコロナに感染したり、亡くなられたりしたことを受けての不安、終盤は生活や経済への不安についての悩みが増えました。香山先生は本当にお忙しいなか、スーパーバイザーとして現場に来てくださり、医学的な見地からさまざまなコメントをいただき、とても心強かったです。

香山　これまでのSARSや新型インフルエンザなどと決定的に違ったのは、皆さんの情報量だったと思います。初めて直面する感染症のうえ、外出自粛でずっと家にいてスマートフォンを見て、ああでもないこうでもないと情報を集めてしまう。それをするほど疑心暗鬼になり、ご自身を苦しめているケースも多々ありました。そのため、今回のSNS相談では「WHOによるガイドラインでは、新しい情報に触れるのは1日1～2回にとどめましょうと言われています」と、決まり文句のようにお伝えしていました。

取材協力：アイディアヒューマンサポートアカデミー
TEL. 03-5766-4747　http://www.idear.co.jp

浮世　お話を聞き始めてから終えるまで1時間という制限がありますから、そういうことも必要でしたね。

香山　不安に駆られている人は、情報から離れるという選択肢すら、見えなくなってしまいます。そこで「WHOでは〜」とお伝えすると、意外にストンと「そうなんですね。じゃあ、そうします」と落ち着く方がほとんどで、そのくらい無意識のうちに〝情報中毒〟になっている方々が多かった。感染症発生時の情報とのつき

二人が悩み相談を務めた厚生労働省自殺防止対策事業

「新型コロナウイルス感染症関連SNS心の相談」とは？

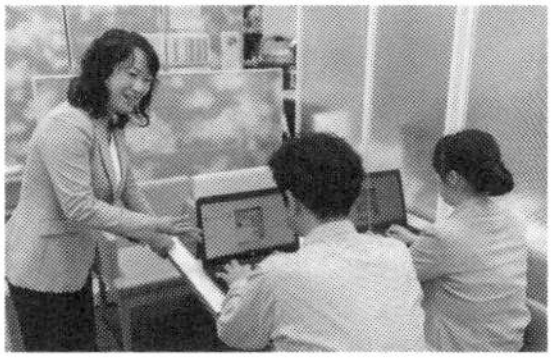

新型コロナウイルス感染症の影響によって生活不安・経済不安などが高まり、悩みを抱え込む前に早い段階で相談できる体制が必要―。そう考えた一般社団法人全国心理業連合会（全心連）は、2020年3月18日より、厚生労働省令和元年度自殺防止対策事業として、新型コロナウイルス感染症の影響による心の悩み相談を、チャット形式で開始した。

そこでは、全心連代表理事の浮世満理子さんをはじめとするカウンセラーなど強力なサポーター、そして著者もカウンセリングにあたっていた。

●相談受付時間はHPをご確認ください。
https://lifelinksns.net/

合い方も、今後は少し考えていかなくてはいけないと感じました。

浮世　情報産業の成熟期に入ろうとしているこの時期にきた感染症ですから、テレビやネットからの情報はすごかったですよね。けれど、そこに安心材料はなく、ますます不安が膨れ、精神的にバランスを崩してしまう。

香山　全世界の患者数をリアルタイムで更新しているような状況でしたからね。そのうえ、芸能人や著名人が亡くなるというのも、これまでの感染症とは大きく違う点でした。そうしたニュースが出た日は、「怖くなりました」と確実に相談件数が増えました。

浮世　自粛期間が長くなると、今度は生活全般においての悩みが多くなりました。家庭や職場における人間関係のご相談が多いのも印象的でしたね。

香山　「感染対策に対して家族との温度差に困っています」「職場の感染対策がなっていないんです」などの悩みの根底には、円滑にいかない人間関係があるように感じました。カウンセラーの皆さんは「少しお話しされてみてはいかがですか？」など、背中をそっと押すような対応が多かったですよね。

相談者自身も話を聞いてもらうことですっきりし、気持ちも整理できる。そこから「じゃあ、もう少しこうしてみます」など、建設的に物事をとらえられるようになり「こういう言い方をしたほうがいいかもしれませんね」と、ご自分で解決策を見つけていかれるのが素晴らしいなと思って見ていました。

浮世　先生は普段病院で、患者さんと対面で向き合うことがほとんどだと思います。今回のようなSNSでの相談はいかがでしたか。

香山　今回のような形式は初めてで、最初はまったく見当がつかずにいました。ただ薬を出したり、劇的によい処方があったりするわけでもなかったので、ひたすらその方の心に寄り添い、話を聴くのをメインで行いました。

それにより、いわゆるカウンセリングの基本をもう一度思い出させてもらった気がしています。受容し共感して聴く。それだけで、こちらが洒落た答えを言えなくても、ほとんどの方が「こんなに時間を取っていただいてありがとうございました」「こんなに聞いていただいてスッキリしました」と言ってくださる。これこそ、カウンセリングの基本中の基本。毎日それを見せていただき、本当にものすごく勉強になりました。

オンラインを利用したセラピスト活動とは

――コロナの第2波をはじめ、今後の感染症の流行に対して、セラピストはどう向き合えばよいでしょうか。

浮世　一番大事なのは、クライアントとの関係性を太く持つこと。そうした関係性が築けていれば、対面で会えない期間があっても「オンラインでお茶会をするのでいかがですか？」と声がけすれば「じゃあ、やってみようかな」と、つながりを保ち続けられます。

香山　浮世さんたちの場合は、どのようなことをされているのですか？

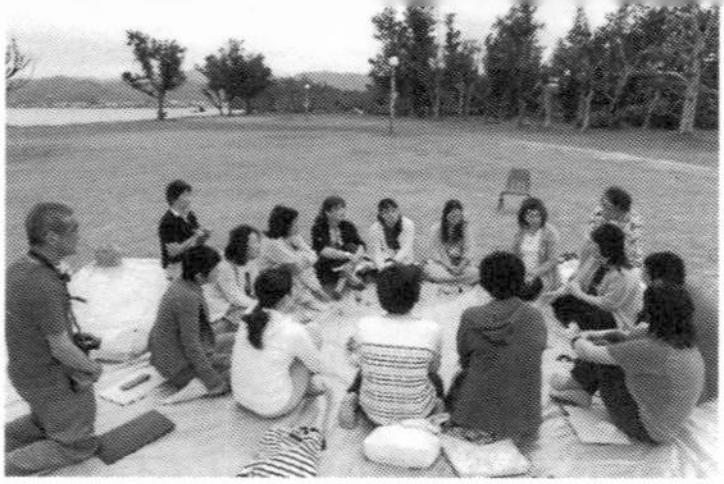

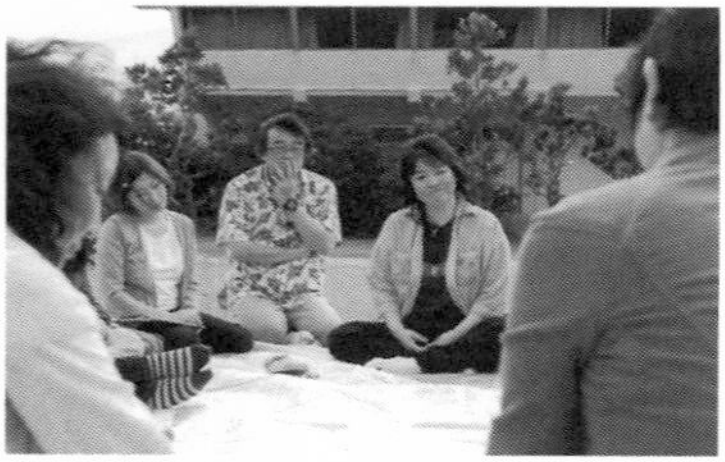

浮世氏が学院長のアイディアヒューマンサポートアカデミーでは、沖縄で行うネイチャーセラピーをオンラインで実施。沖縄料理を現地から参加者の家に直送し、家の中で皆と Zoom でつながりながら、アートセラピーや箱庭セラピーを行い、大好評だった（写真は実際のネイチャーセラピー）。

浮世　アイディアヒューマンサポートアカデミーでは、通常は沖縄に行って行うネイチャーセラピーをオンラインで行いました。沖縄料理を現地から参加者の家に直送してもらい、家の中でみんなとＺｏｏｍでつながりながら、アートセラピーや箱庭セラピーをしたのですが、意外とこれが好評だったのです。特に介護や子育て、病気で家から出られない、海外に住んでいるなど、これまでカウンセリングに来られなかった層の人たちに、ものすごく喜んでいただけました。

香山　そういうオンラインのつながりをうまく盛り上げていくコツみたいなものってありますか。

浮世　営業トークではなく、最初は純粋に「大丈夫ですか？」「元気ですか？」「どうしてる？」などとＬＩＮＥをしたり、電話をかけたりしました。すると、「ずっと一人だったから、誰かとしゃべりたかった」「実は不安で仕方なくて」という声が上がったりして。このあたりはボランティア感覚で行いました。

　そこから、「無料のお茶会があるけど、よかったらいらっしゃいませんか？」「ランチ

Zoomをやるので、いかがですか？」とお誘いすると、「じゃあ、参加してみようかしら」という方が多かったです。こうしたつながりをいかに保つかが、大事だなと感じています。

香山　そうした声かけは、「私のことを気にかけてくれる人がいるんだ」といううれしい気づきにもなると思います。また、普段忙しくしていると、そういうフォローが鬱陶しい場合もありますが（笑）、こういうときには逆に効果的かもしれませんね。

浮世　最初にお声がけするのは、無料のものにしました。たとえば「ランチＺｏｏｍ」。在宅ワークになってから生活のリズムが狂ったという人が多く、一人でご飯を食べ続けるのは精神的にもよくないので、まずは会社のスタッフとやってみたら、意外とよかったんです。

そこで、食べる時間を人とシェアするのが苦手な人は、飲み物だけでもＯＫにして、毎日12～13時は気軽にみんなで集まる場を設けました。最初はスタッフだけでしたが、だんだんその周囲の人たちも「よかったら、どうぞ」とオープンにしていったのです。

香山　そのように気軽に参加できる入口があると、入りやすいですね。

浮世　まずは無料のハードルが低いところから「いつでも気軽に来てね」と開いていく。そこで「今、相談したいことがあって」という方がいらっしゃれば、「じゃあ、カウンセリングをマンツーマンでやろうか」のように、いろいろなサポートにもつながっていきました。

――セラピストがそうしたことをやろうとした場合、どのようなことに気をつけたらよいでしょうか。

浮世　これからは総合力が必要になると思っています。たとえば、「先生のサロンに行きたいけれど、今は行けない。でも、肩が凝ってつらいのですが、どうしたらいいですか？」という話があれば、「どんな食べ物を食べたらいいか」「毎日どんな姿勢で過ごすといいか」「簡単なストレッチ方法」などをお伝えし、健康メンターのような役割を担っていくのも一つの方法だと考えています。最初は有料ではなくても、クライアントと太くつながるきっかけにもなるので、必ず次の展開につながるはずです。

香山　これまではゴッドハンドを持つ人が人気だったかもしれないけれど、それに加えて食事やストレッチを含め、その方の健康維持のための相談全般に乗れることが必要ですね。

浮世　健康メンターとしての相談を通じて信頼関係ができたら、そういうクライアントさん限定で、少々値段は張ったとしても、出張での施術を行ってもいいと思うんです。

香山　オンラインだからこそ、地方に住むセラピストでも、東京に住む人をクライアントに持つことができますしね。これまでは人口が多い場所でサロンを開いている人のほうが有利といわれていましたが、そういうことも関係ない時代になっていきますね。

医師との連携体制を築き　クライアントを守る

――精神科医、カウンセラー、セラピストと、人の心に寄り添う仕事をする人はさまざまにい

Q セラピストは今後、どうあるべきでしょうか？

「診断や処方はできませんが、心に寄り添い“話を聴く力”を活かして、医師と協力体制を築いて欲しいです」
香山リカ

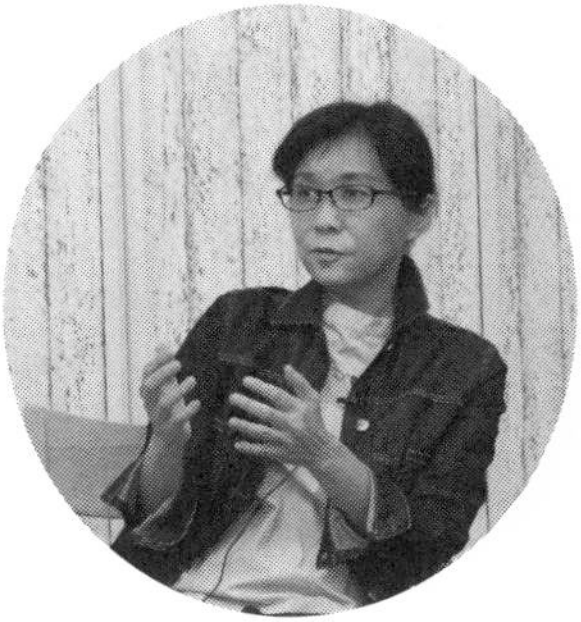

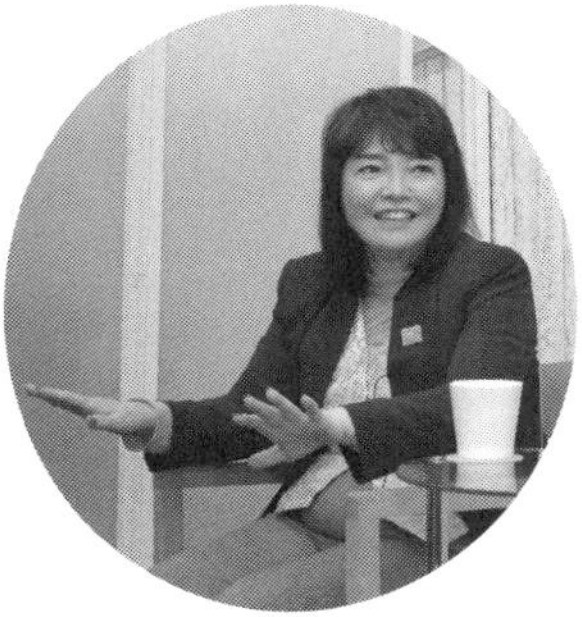

「これからは“総合力”が必要になるでしょう。セラピストは“健康メンター”の役割を担うべきです」
浮世満理子

ますが、それぞれどんな役割があるとお考えでしょうか。

香山　今の日本では、セラピストやカウンセラーと医師が、うまく協力体制を築けていないように感じます。もちろん、セラピストやカウンセラーは診断したり、薬を処方したりすることはできませんが、その人の心に寄り添って話を聴く素晴らしい力を持っている。そこに多少の医学的知識があれば、医療現場にも患者さんにも、非常によい環境ができあがると思うのです。

たとえば、脳梗塞の場合でも「せん妄」といって、時間や場所がわからなくなったり、おかしなことを言い出したりすることがあります。そういう人にいつまでも箱庭療法をしていても、治りません。それよりも一刻も早く病院に運ばないといけない―そういう経験を何回かしているので「間違ってもいいから、おかしいなと思ったら、病院に送ってください」とお伝えしたいのです。

浮世　こういうドクターがいるというのは、日本の希望です。ただ残念ながら、医療関係者の一部には「医療行為に部外者は入ってくるな」というところがあるのも感じます。

香山　メンタルケアは、その線引きが明確にあるわけではなく、こちらが医療で、そちらは非医療ということも特にないと思うんです。それよりも、お互いにコラボすれば、患者さんたちにとってもすごくいい環境がつくれると思う。ボディケアで改善することもたくさんあるじゃないですか。信頼できるセラピストやカウンセラーと一緒に活動できれば、お互いを補い合えますよね。

浮世　そこに関しては、セラピストもカウンセラーも頑張らなければいけないことがいっぱいあると思います。医療の知識は知っていても、診断や医療行為をしてはいけない。ある程度キャリアを積んだ人たちはこれを知っていますが、まだ経験が浅い人たちは知らないこともあるので、そうした共通認識をどのように保つかも重要ですね。

香山　知り合いの臨床心理士や現在教鞭を取っている立教大学の臨床心理のコースにいる大学院生たちをみていても、勉強熱心な人は精神医学なども自ら学んでいます。ただ、こちらからすると悪い癖がつきやすく「この人は強迫神経症ですね」と診断名をすぐつけてしまう。この部分はカウンセラーやセラピストとしては踏み込めない領域。そういう住み分けは必要だと思います。

浮世　私たちのような役割を持つ人間が、診断名にとらわれてしまうと、その人の全体が見えなくなりがちです。そこから、その人の可能性なども見えづらくなってしまいますから。

香山　それでも、今回のSNS相談で全心連からいらしている方々は、そういうこともなく、あくまでも相談者に寄り添っていたのが印象的でした。本書も、セラピストやカウンセラーの方々と医師が連携するために必要な情報をお伝えしたいと思って書き進めました。

浮世　うちではカウンセラーたちに「自分たちが活動する地域で、いろいろと相談できる精神科医や内科医のドクターとの連携体制をつくっておくといいよ」と伝えています。東日本大震災の後、被災地の岩手県釜石市の仮設住宅に住み込み、被災した方々のケアをずっと行っていましたが、このとき保健師、カウンセラー、医師との連携が非常にスムーズで、患者さんにとっても医療現場にとっても、すごくいい環境だなと感じたからです。

香山　イギリスの場合は医療費の高騰を懸念し、病院に行くとまず受付でじっくり話を聞いてもらうシステムになっています。すると、半数の人が「医師による治療よりも、運動やアロマやハーブ療法などでケアしましょう」と、そこで帰されるのだそうです。このように、医師と患者の間に立つ役割を担うセラピストが、日本でも増えたらいいなと思っています。

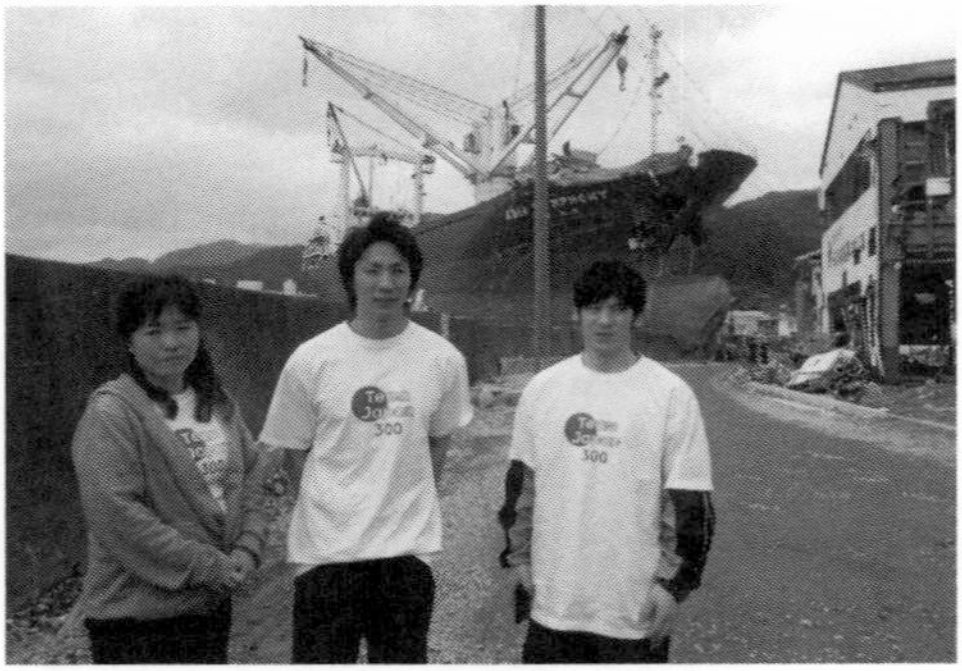

東日本大震災後に岩手県釜石市の仮設住宅に住み込み、ケアを行う浮世氏。このとき保健師、カウンセラー、医師との連携がとてもスムーズで、患者と医療現場双方に満たされた環境があったそう。以来、カウンセラーたちには、活動する地域で相談できるドクターと連携することをすすめている。

セラピストとして新たな仕事を拡大するチャンス！

――アフターコロナで世の中が大きく変わっていく昨今。セラピストとして仕事を続けていくためには、どのようなことが必要でしょうか？

浮世　デジタル化が進めば進むほど、身体が持っている生命力の感覚が薄れていくので、それを確認したくなると思うのです。ですから、五感に訴えるものを求めるのではないでしょうか。と同時に、デジタルとアナログとの両方が共存していく気がしています。

香山　信頼関係があれば、オンラインへの移行で試行錯誤する段階でも、クライアントさんたちは「協力しよう」という気持ちになりますものね。

浮世　今は飲食業界も大変ですが、「再オープンしたときに振舞いますから、チケットを買ってください」と、一人5000円で売れば、家賃くらいは賄えるかもしれません。やはり、その店を支えたいと思うお客さまがいるかどうかが、大事なのではないでしょうか。厳しい言い方をすると、その店を支えたいと思うお客さまがいなければ、店は立ち行かなくなってしまう。

香山　まさに、そのお話はセラピストたちにも通じると思います。昔は町内に知恵袋的存在の人がいて、そこに行けば健康のことだけでなく、経済的なことや法律的なことまで、何でも解決できることが多かったと思うんですよ。でも今は、近隣とのコミュニケーションが希薄ですし、いきなり相談に行くのはハードルが高いとか、逆に同じ地域だから行きたくないとかあると思う。それに代わるものとして、サロンを開いている人たちが、そういう役割を果たすようになっていくかもしれませんね。

浮世　そこに行って話をするだけで安心できるような場所ですよね。今回のSNS相談でも、安心感をなるべく持ってもらうことを意識してケアしていました。世の中全体が不安定になったときこそ「とにかく今は、それぞれの中に安心感をつくろうよ」と働きかけることは大事だと思います。

香山　セラピーというと、これまではお金と時間に余裕のある女性が受けるものというイメージでしたが、これからは医療従事者、介護福祉士、スーパーの店員さん、清掃業者や宅配業者の方々など「エッセンシャルワーカー」と呼ば

Q

セラピストができる新しいビジネス・スタイルは？

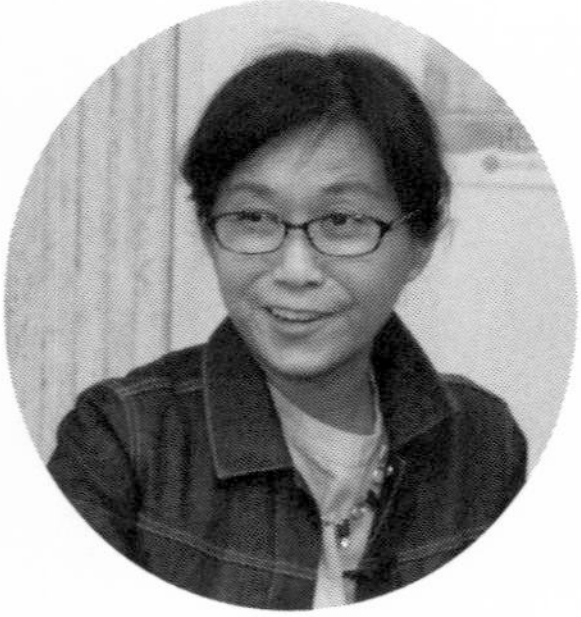

「私だったら、保健所や病院の駐車場にバンを停めて、昼休みにセラピーを提供しますね！」

香山リカ

「トラックの配送センターで運転手の方々に、リフレクソロジーを提供してはどうでしょう！」

浮世満理子

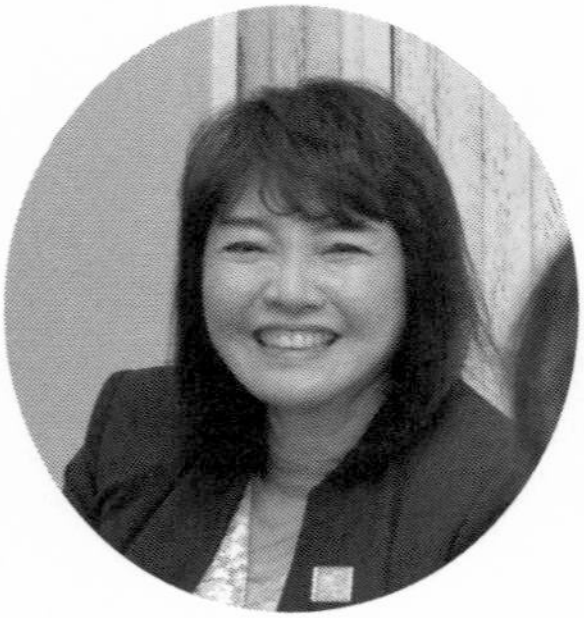

れる人たちをケアする方面でも活躍してもらいたいと考えているんです。

浮世　トラックの配送センターで運転手の方々が帰ってきたらリフレクソロジーを提供するとか、病院のナースステーションの裏側にベッドを置いて短時間の施術を行うとか。

香山　今の状況だからこそ、そういうことが本当に喜ばれると思う。これまでとは違った場所にセラピーを届けるチャンスでもありますし。私だったら昼休みを狙って保健所や病院の駐車場にバンを停めて、ランチを売りに行くみたいに〝一人10分○○円〟のような感じでまわりたい！

浮世　それはすごい！　〝香山ビジネスモデル〟ですね。今はレンタカーも需要が下がっているから、仲間と何人かで交渉して1か月いくらとかで、バンも安く借りられそうですよね。そこで「サロンを再開した際はぜひ」とチケットを配るのもいいでしょうし。一人だと不安だったら、何人かの仲間で集まって「ちょっとやってみない？」と、行動するのもいいでしょう。ぜひ、セラピストの方々には、この機会を活かしてもらいたいと思っています。

——セラピストができることは、たくさんありますね。今日は長時間にわたり、ありがとうございました。

香山リカからのメッセージ

●話を聴くときは、受容と共感を徹底しましょう！
●医師と患者の間に立つ役割を担いましょう！
●町で頼れる知恵袋的な存在になりましょう！
●エッセンシャルワーカーをケアしましょう！

浮世満理子からのメッセージ

●クライアントとの太い関係を作りましょう！
●総合力を身につけ、健康メンターになりましょう！
●自身の中にデジタルとアナログを共存させましょう！
●お客さまから“サロンを支えたい”と思われる存在になりましょう！

●この対談を動画で見ることができます！　詳しくは巻末188ページをご覧ください。
「セラピーNETカレッジ」 http://www.therapynetcollege.com/

おわりに

お読みくださったセラピストの皆さん、これからセラピストを目指す皆さん、いかがでしたか？

今、私は少しドキドキしています。読者の皆さんに聞きたいことがたくさんあります。ケアのプロたちに、「精神医療の考え方や治療についてわかってもらえましたか？」「今度、精神医療が必要なお客様がいらしたら〝気軽にメンタルクリニックを受診してみては〟と言えそうですか？」等々。ぜひ編集部や私のＳＮＳアカウントに感想をお寄せください。

実は、この「多職種のセラピストが読める精神医療の本を書きたい」というのは、私の長年の夢でした。その夢がついに雑誌『セラピスト』の連載、そしてそれをまとめた本書で実現することになったのです。夢をかなえてくれたＢＡＢジャパン出版局の稲村誠之さん、森口敦さん、さらに対談をしてくださった一般社団法人・全国心理業連合会代表理事の浮世満理子先生、本当にありがとうございました。

２０２０年になり、新型コロナウイルス感染症の脅威が世界に拡大しています。この新しい病は、私たちの体と同様、心にも大きな被害を与えます。セラピストの方たちもオンラインを活用したり、これまでとは違うメニューを考えたり、さまざまな工夫をこらしながら格闘を続けていると思いますが、〝癒し〟のニーズはますます高まっています。

これからも医療、カウンセリング、さまざまなセラピーでネットワークを作り、協力し合いながら、このむずかしい時代を前向きに乗り切っていきましょう！

またどこかでお会いできる日を楽しみにしています。

七夕の空を見上げながら　香山リカ

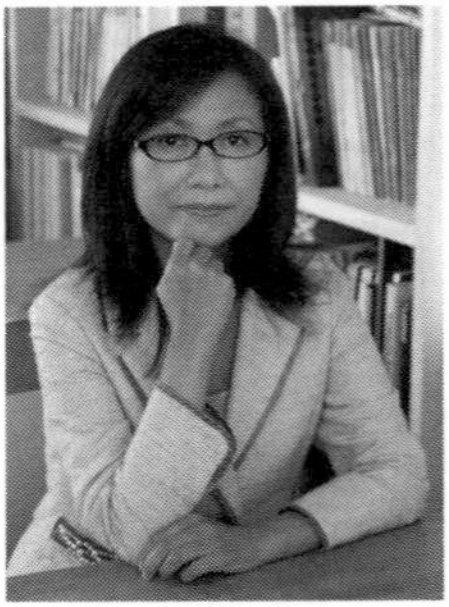

◉著者プロフィール

香山リカ ［かやま りか］

精神科医、立教大学現代心理学部教授。1960年、北海道生まれ。東京医科大学卒業。精神科医として病院での診察に携わるかたわら、豊富な臨床経験を活かし、幅広いジャンルで評論、執筆活動を展開している。近著に『オジサンはなぜカン違いするのか』（廣済堂新書）、佐藤優との共著『不条理を生きるチカラ』（ビジネス社）など、著書多数。

装丁・本文デザイン———天野　誠　(MAGIC BEANS)
イラストレーション———佐藤末摘

◎本書は『セラピスト』2018年2月号～12月号に連載された「セラピストのための精神医学の基礎知識」、2019年6月号～12月号に連載された「セラピストのための精神医学入門」、及び2020年8月号の対談記事をもとに単行本化したものです。

精神科医・香山リカが教える！
セラピストのための
やさしい精神医学

2020年9月1日　初版第1刷発行

著者————香山リカ

発行者————東口敏郎
発行所————株式会社 BABジャパン
〒151-0073　東京都渋谷区笹塚1-30-11　4・5F
Tel. 03-3469-0135　Fax. 03-3469-0162
URL : http://www.bab.co.jp/
E-mail : shop@bab.co.jp
郵便振替：00140-7-116767
印刷・製本——中央精版印刷株式会社

ISBN978-4-8142-0329-1　C2077